JN015920

ドーハッド

DOHaD学説で学ぶ

胎児・赤ちゃんから始める

生活習慣病の予防

安次嶺 馨
ASHIMINE KAORU

幻冬舎MC

生活習慣病ツリー

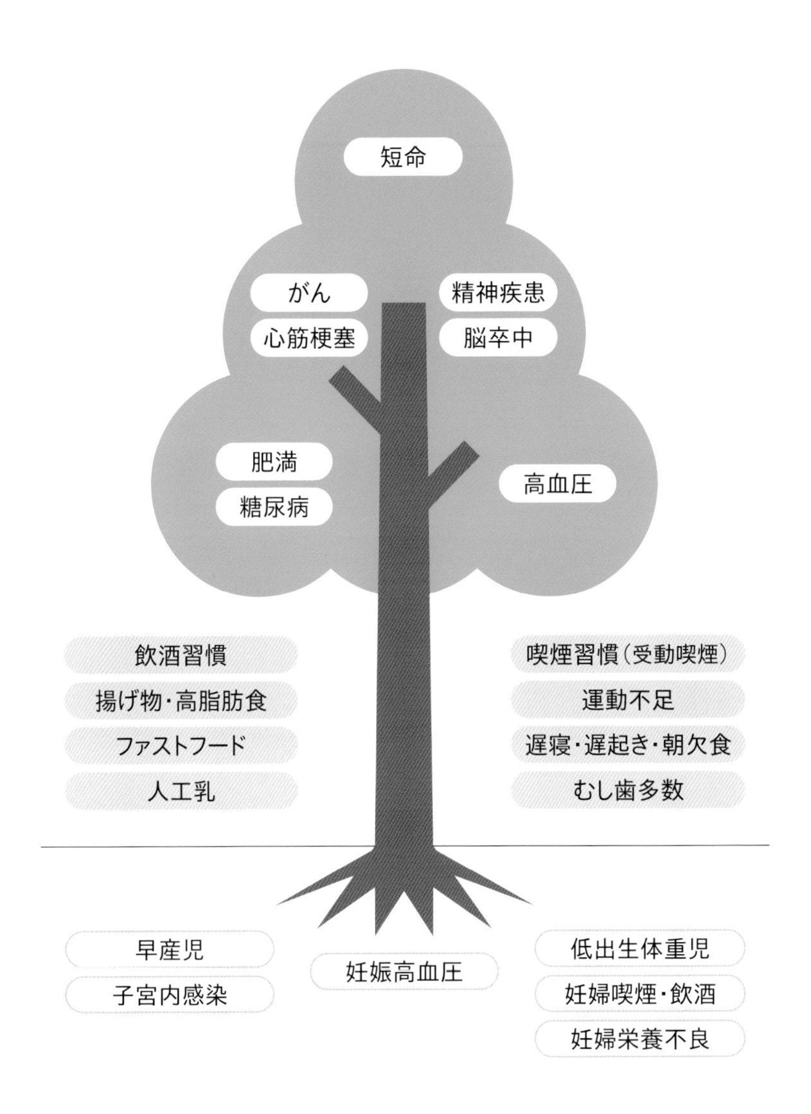

図｜長寿ツリーと生活習慣病ツリー

長寿ツリー

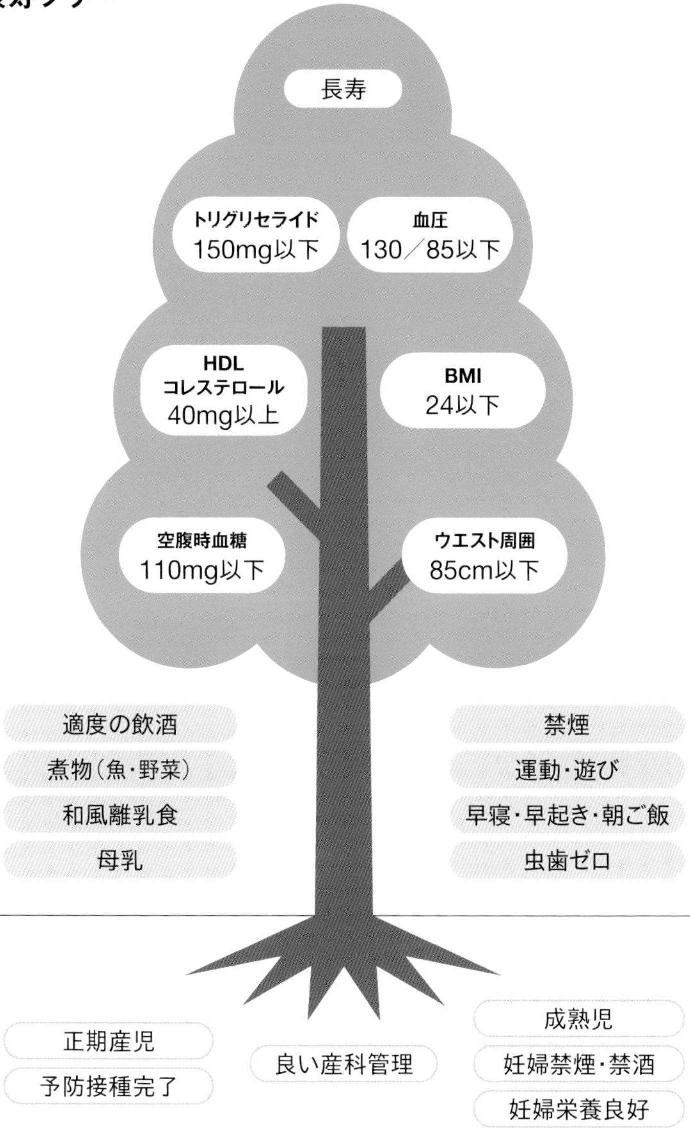

長寿

トリグリセライド
150mg以下

血圧
130／85以下

HDL
コレステロール
40mg以上

BMI
24以下

空腹時血糖
110mg以下

ウエスト周囲
85cm以下

適度の飲酒
煮物（魚・野菜）
和風離乳食
母乳

禁煙
運動・遊び
早寝・早起き・朝ご飯
虫歯ゼロ

正期産児
予防接種完了

良い産科管理

成熟児
妊婦禁煙・禁酒
妊婦栄養良好

DOHaD（ドーハッド）学説で学ぶ

胎児・赤ちゃんから始める生活習慣病の予防

はじめに

小児科医になって、いつの間にか半世紀が過ぎました。一臨床医として、小児科全般を診てきましたが、特に新生児・未熟児に関心を持って、診療にまた研修医の教育に携わってきました。

駆け出しの頃、新生児領域は小児科分野の中でもマイナーで、1,000グラム未満の未熟児は救命できるのが稀でした。現在、日本の新生児医療は世界のトップレベルにあり、500～1,000グラムの児の生存率は90%を超える驚異的なものです。ここに至るまでに、新生児医療の先達の業績を受け継ぎ、多くの小児科医が昼夜を分かたず、新生児の診療に努めてきました。現在、新生児ICUが全国的に整備され、日本で生まれた赤ちゃんはどの地域にいても、世界最高レベルの医療を受けることができます。

現役時代は小さな命を助け、その子たちが健康な小児期を送ることが、最大の関心事でした。中には障害を残し、施設で養育される子どもたちもいますが、子どもが持つ成長発達の力を最大限に引き出すよう、小児科医は努力してきました。

診療の第一線を退き、管理職になった頃、それまでに私が考えていた新生児医療に新たな視点をもたらす学説が発表されました。それは、イギリスの著名な疫学者バーカー博士（David J.P. Barker）が提唱した「成人病胎児期起源説（Fetal Origins of Adult Disease）」です。心筋梗塞、高血圧などで死亡した人々の中には、妊娠中の母親の栄養状態が悪く、低体重で生まれた者が多いことを詳細な疫学調査で明らかにし、胎児期の低栄養などのストレスが、成人後の病気をもたらすという衝撃的な学説でした。これは後に概念が拡大され、胎児期のみならず、出生後の成育環境も影響することがわかり、今日、DOHaD（ドーハッド）学説（Developmental Origins of Health and Disease）として確立されています。多くの未熟児を診てきた私は、子ども時代の発育をフォローして責任を果たしたと満足していましたが、この子たちが60代～70代になって、心筋梗塞や高血圧、糖尿病などを発症するかもしれないということを知り、生涯にわたる健康管理について考えるようになりました。

生まれ出ずる新生児は、無垢の状態で私たちの目の前に現れるのではなく、すでに子宮内という成育環境で、あるものは困難にあって早産児となり、また、あるものは将来の生活習慣病のリスク因子を獲得しているのです。

バーカー博士は、その著書『The Best Start in Life』の中で、母親が健康で十分な栄養と休息をとって、健康な赤ちゃんを生むことにより、その子は「人生最良のスタート」を切り、健康な将来を約束されると述べています。

私は、どのような新生児であっても生まれた時から、その救命に努めるのが小児科医の使命だと考えていました。しかし、DOHaD学説を知った今、母親の健康、いや、母親になる前の女性の健康とそれに影響を及ぼす問題を考えることが、小児科医の使命と思うようになりました。

DOHaD学説を知って大きな衝撃を受け、まず私の行ったことは、その概念をわかりやすく説明するために「生活習慣病ツリー」と「長寿ツリー」の図を考案したことです。ヒトの一生を一本の木に例え、目に見えない地中の根っこの部分を子宮内、地上に伸びた幹と枝葉を小児期、成人期として、それぞれの時期に生活習慣病のリスクファクターを示しました。私はこの図を、医療者向け、一般市民向けの講演会の度に用いています。

また、妊婦の栄養障害をもたらすものとして、戦争と飢饉による食糧不足が、歴史上よく知られていますので、第2次世界大戦で起こった「オランダの飢餓」や日本の食糧危機などについても述べました。

私は一臨床医であり、DOHaD学説の研究者ではありません。本書の執筆にあたって心がけたのは、アカデミックな研究内容ではなく、DOHaD学説の黎明期から発展に至る歴史と主要な研究者のプロフィールなど、一般の学術書にはないエピソードを書き、読者の理解を助けることでした。それゆえ、本書は、生活習慣病の予防を考える「DOHaD物語」と位置づけ、医師、研修医、コメディカル、公衆衛生関係者、一般市民を対象にした「DOHaD入門書」を意図しました。

赤ちゃんが健康に生まれ、健康な成人に育つことは、医療上最も望ましく、ひいては社会経済の発展に役立つことです。少子化が進み、新生児の低体重化が加速するわが国で、赤ちゃんに「人生最良のスタート」が与えられているか、読者に真剣に考えていただきたいと思います。

何らかの理由で、生まれた時点で最良のスタートを切れなかった場合、それだけで人生のゴールが全て決まってしまうわけではありません。幼児期にスタートの遅れを挽回できるチャンスが残されていますので、そのことをよく理解して、子どもの健康を何よりも優先する社会を築くようにしたいものです。

私は、すでに医療現場を離れた小児科医ですが、「母体の栄養改善と胎児・新生児の健康を第一に考えること」がいかに大切か、今ほど切実に思う時はありません。DOHaDの理念を社会に広めることを使命として、残りの人生を過ごしたいと思います。

目次

第1章

バーカー仮説

1

20世紀末に、イギリスの著名な疫学者デイビッド・バーカー（David J.P.Barker）は、「バーカー仮説（成人病胎児期起源説）」を発表し、医学界に大きな議論を巻き起こしました。従来、生活習慣病は、成人期の乱れた食習慣、生活習慣によって発症すると考えられていましたが、バーカーはイングランドの疫学調査から、妊婦の栄養不足による胎児期の発育不良が、将来の生活習慣病発症に関係すると報告しました。

当初、多くの批判にさらされましたが、21世紀初頭には、これがドーハッド（DOHaD）学説に発展し、生活習慣病発症の概念を変える新たな学説として、世界に認められるようになりました。

1 バーカーのプロフィール

イギリスを代表する新聞ザ・ガーディアン（The Guardian）は、バーカーの訃報を次のように伝えています[1]。

医師で疫学者のデイビッド・バーカーは、75歳で死亡した（1938.6.29～2013.8.27）。彼の提唱した学説は当初、賛否両論があった。しかし、今日では、広く世界中で認められている。すなわち、よく見られる慢性疾患、例えば、がん、心疾患、糖尿病などは、遺伝子や非健康的な生活習慣で起こるのではなく、子宮内、あるいは出生早期の不健康な環境に原因があることを明らかにした。（以下、省略）

バーカーの娘のメアリー（Mary Barker、サウザンプトン大学心理学教授）らは、彼の生い立ちから生涯にわたる業績について、詳細に報告しています。以下に、そのプロフィールを示します[2]。

デイビッド・バーカーは、1938年にロンドンで生まれました。父はエンジニア、母はチェロ奏者でした。小学校では生物学教師の指導で、自然と生物に深く興味を持つようになりました。少年の頃は、悩める人々を救いたいと、宣教師か牧師になる夢を抱いていました。長じて医師になることを志し、GUY's Medical School（1956年入学）で学びました。在学中1年間休学し、人類学、比較解剖学、胎児学、哺乳類生物学などを研究しました。この時期に最初の論文をNature誌に発表しています。マウスの動物実験で、骨形成に対するテストステロンの影響について報告しています[3]。

1962年に医師免許を取得し、翌年、バーミンガム大学の社会医学のリサーチフェローとなり、「出生前の影響と知能低下」で学位をとり、これがのちの「バーカー仮説」研究の契機になったと思われます。

1969年、大学から研究費を得て、家族（妻、四人の子ども）とともにアフリカのウガンダへ渡り、マイコバクテリウム（Mycobacterium ulcerans）の感染による難治性皮膚潰瘍（Buruli ulcer）の研究に従事しました。従来、この病気は蚊の媒介によるものと考えられていましたが、バーカーはナイル川に群生するアシ（razer sharp reeds）の切り傷から感染することを解明しました。バーカーは、詳細な病気の調査や人々の生活パターンなど、辛抱強く聞き取り調査をして、疾患の流行地の地図を作成するマッピングという手法を学びました。このように、問題点を見つけたら、綿密なフィールドワークとマッピングで確認するという研究スタイルをアフリカ滞在中に確立しました。

1971年、サウザンプトン大学に医学部が新設され、翌年、バーカーは医学部のスタッフとなります。ここで疫学者として、また臨床医として研究を続け、1979年、臨床疫学教授に就任します。さらに1984年、同大学医学研究者会議疫学部門（Medical Research Council Environmental Epidemiology Unit, MRC）のディレクターに就任し、今日のイギリスのDOHaD研究の拠点を作りました。

バーカー仮説発表後、彼の研究は医学界では懐疑的でしたが、次第に注目されるようになり、フィンランド、インドの研究者との共同研究に発展します。さらに、学際的な研究として、胎児生理学者、動物学者、胎盤学者、栄養学者らとの共同研究へ発展し、彼の学説は、揺るぎない評価を確立します。彼は、生涯で500以上の研究論文、10の単行本を著しています。

2 バーカー仮説

（成人病胎児期起源説｜Fetal Origins of Adult Disease, FOAD）

1980 年代に、バーカーはアチソン（Acheson）らとともに、イングランドとウェールズのがん死亡率の頻度を地域別に表す地図を作成する疫学研究（マッピング法）を始めました。バーカーはこの方法を、当時、死亡原因の筆頭であった虚血性心疾患に応用しようと考えました。

従来、心筋梗塞、糖尿病、高血圧などの慢性疾患は、遺伝と不適切な生活習慣に原因があると考えられていました。バーカーは、イングランドの西北部などの貧しい地域は、心筋梗塞による死亡率が高いことに注目しました。ある時、この地域は1921～25年の記録によると、新生児乳児死亡率が高く、出生体重が小さいことに気づきました。

そして、1968～78 年にイングランドで心筋梗塞死亡の地域別頻度を示した地図と、1921~25年の新生児乳児死亡率の頻度を示す地図を重ねて、高頻度の地域がピタッと重なったのを見て、バーカーにあるひらめきが起こりました。すなわち、妊娠中に母親の栄養状態が悪く、胎児に十分な栄養が行き渡らない場合、新生児は出生体重が小さく、また、死亡率が高いと考えられます。一方、生き延びた児は、60～70年後に心筋梗塞を発症しやすくなったのではないかということです。

1986年、バーカーは、研究の成果をまとめて、後年の心筋梗塞や高血圧などの生活習慣病の芽が、すでに胎児期に発生しているという、にわかには信じがたい論文をLancet誌に発表したのです[4]。

次のステップとして、バーカーは研究所の同僚たちと、古い出生記録の残る病院と地域の記録を調査し、出生体重と成人の死亡診断書の関連を調べる研究に着手しました。1980年代に、ハートフォードシャー（Hertfordshire）の記録に出会い、バーカーの研究は大きな転換点を迎えました。ハートフォードシャー郡の1911～1930年の記録には、詳細な出生、成長記録が残されていました。児の名前、母の住所、出生日、出生体重、助産師の訪問記録、幼児期の食事内容、1歳までの体重測定などです。バーカーらは、郡当局の許可を得て、この膨大な資料をサウザンプトン大学に運び、コンピューターに入力しました。心筋梗塞による死亡率を出生体重ごとにみると、体重が小さくなるとともに死亡リスクが上昇しました。すなわち、出生体重と心筋梗塞死亡率の間に、明確な関連のあることがわかりました[5][6]。

また、第2次世界大戦の「オランダの飢餓」時に生まれた児が19歳になって軍に入隊する際の検診で、対照と比べて肥満が多いという報告もありました[7]。これにより、母体の低栄養のため子宮内で十分な栄養を得られなかった胎児が、将来、肥満やそれに関係する心疾患などを発症することの傍証になると考えたと思われます。その後、バーカーは、出生体重と虚血性心疾患の関連性はスウェーデン、フィンランド、アメリカなどからの報告にもあったことを知り、自分の考えに自信を持ちました[8][9]。

この説はバーカー仮説（胎児プログラミング仮説）と呼ばれていましたが、のちに成人病胎児期起源説（Fetal Origins of Adult Disease〈FOAD〉）と呼ばれるようになりました。

ここで、「成人病胎児期起源説」を、もう少し詳しく医学的に説明してみます。

胎児期において、器官や臓器が形成される時期に、ストレスや障害（酸素不足、感染、タバコ、薬物など）が加わると、将来の病気（心筋梗塞や糖尿病などの成人病）のリスク因子となります。すなわち、胎内の環境が変化すると、エピジェネティクス（epigenetics）と呼ばれる遺伝子の修飾が起こります。それは、遺伝子のDNA配列の変化はないままで、メチル化、アセチル化という化学修飾を起こし、その結果、遺伝子の発現に影響を与えることです[10]。これがヒトの健康状態を左右する素因（糖・脂質の代謝異常など）を形作ります。また、肝臓、腎臓、心臓などの臓器の発達を妨げます。その影響は高齢者になるまで続き、また世代を超えて、子どもに、また孫にまで影響することがわかってきました。

3　バーカー語録
（著書『The Best Start in Life』より）

バーカーは、500以上の研究論文を著していますが、一般市民向けに彼の学説をわかりやすく解説する啓発本も多数出版しています。2003年に出版された本のタイトルは『The Best Start in Life』で、これは2005年に福岡秀興監修・藤井留美訳で日本語版が出版されました。日本語版のタイトルは、『胎内で成人病は始まっている～母親の正しい食生活が子どもを未来の病気から守る～』です[11]。

バーカーの著書のタイトルは、直訳すれば「人生における最良のスタート」です。ヒトは健康な赤ちゃんを生むために、妊娠前から十分な栄養をとって出産に臨まなければなりません。これは生まれた子が健康な人生を送る最良のスタートにつながります。逆に言えば、スタートにつまずけば、将来、いろいろな病気が待ち受けているということになるでしょう。

バーカー のタイトルは、やや象徴的なものですが、日本語訳はストレートに本の主題を掲げる衝撃的なタイトルです。この本の中には、多くの驚異的な事実が述べられていますが、ここに「バーカー語録」として、その一部を紹介します。

1

女王バチと働きバチは、遺伝的に全く同じだ。成長期に与えられた食べ物の違いが、その後の役割を決定づける。女王バチになる幼虫には、ビタミン類やタンパク質、脂肪が豊富なローヤルゼリーがふんだんに与えられる。一方、働きバチ候補の幼虫がもらえるのは中身の薄いワーカーゼリーで、しかも回数が少ない。ハチの運命を決定するのは、遺伝子ではなく、食べものなのである。ローヤルゼリーとワーカーゼリーはそれぞれ異なる遺伝子のスイッチを入れる。

筆者コメント

ローヤルゼリーという特殊な食餌をすることによって、遺伝子にエピジェネティックな変化が起こり、女王バチになります。働きバチの食餌は採集した蜂蜜ですが、ローヤルゼリーは、働きバチの側頭部の下咽頭腺から分泌される特殊な食べ物で、核となる主成分はロイヤラクチンです。これは日本人の研究者が発見した物質なのです[12]。（コラム2「女王蜂とローヤルゼリー」参照）

2

遺伝子は自動機械のように、ひとりで動き出してタンパク質を作り始めるのではない。私たちの持つ遺伝子のほとんどは、黙りこくってじっとしている。活動を開始するかどうかは、体内で起こる他の変化にかかっている。

筆者コメント

これは、先に述べたエピジェネティクスの本質を示しています。エピジェネティクスを説明するために、わかりやすい例を示します。私たちが、がんにならないのは、発がんを抑制する遺伝子があるからです。ある時、何らかの発がん刺激作用を受け、抑制遺伝子にメチル化が起こり、この遺伝子の働きが失われます。ここで発がんのスイッチが入り、正常な細胞ががん細胞に変化し、勝手に増殖を始めます。すなわち、DNA配列には変化がないまま、メチル基がつく（化学修飾）ことによって、遺伝子が動き出すのです。いろいろな食物、薬物、刺激などが、このスイッチを入れる役割を持っています。

3

受精卵というたった一個の細胞から始まって、42サイクルの細胞分裂をくぐり抜ける間に、胎児、赤ん坊へと育っていく。しかし、生まれてからは、たった5サイクルの細胞分裂で赤ん坊から大人になる。人体の発達は、誕生前にだいたい終わっており、その後は限られた変化しか起こせない。この世に二つとない私たちの個性は、生まれる前にほとんど確立されている。それは、私たちが持つ遺伝子と、母親が胎児に与える環境の相互作用で形作られていく。

筆者コメント

人体の細胞数は37兆個という膨大な数で、銀河系の星の数の10倍以上といわれます。細胞の種類は数百種ですが、皮膚、筋肉、脂肪、骨、神経、肝臓、腎臓、膵臓などの細胞は、全て1個の受精卵から始まったものであり、全て、同じDNAを持っています[13]。

このように、人体を構成する細胞群は分割によって同じ細胞を増やす初期の段階から、次第に種類の異なる細胞に分裂し、さらに、立体的な臓器を生み出します。このことをバーカーは、胎児期には42サイクルの細胞分裂を繰り返すと述べているのでしょう。

一方、ほぼ人体の構造ができあがって出生した後は、成人するまで約20倍に体重は増えますが（例、3キログラムから60キログラム）、それは、主として個々の細胞が肥大化するだけです。ただ、幼児から学童、思春期、成人と成長していく過程で、5サイクルの細胞分裂が必要とバーカーは述べていますが、胎児期に比べて、出生後は細胞分裂のサイクルが少ないことは容易に想像できます。発生学の知識に乏しい筆者には、具体的なサイクルの中身はよくわかりません。ただ、遺伝子にエピジェネティックな変化が起こって、新たなる細胞群が生み出されていると考えます。例えば、出生後も脳の神経回路の形成が続くように。

　また、人の細胞には、分裂回数に制限があることが知られています。成人細胞の培養で、50〜60回の分裂で細胞は老化して死ぬことがわかりました（ヘイフリック限界、Hayflick limit）。このことが、バーカーの言う胎児期の細胞分裂サイクルや生後の細胞分裂サイクルと、どのような関連があるのか、筆者にはよくわかりません。しかし、がん細胞ならいざ知らず、正常体細胞の分裂回数には、限りがあることがわかります。

|**4**|

心臓病・脳卒中・高血圧は、胎児期及び乳児期の栄養不良に、発育期の体の「可塑性」が反応したところに始まっている。これが「成人病胎児期起源説」である。

筆者コメント

　可塑性とは、成長がいつも決まったコースを進むのではなく、環境の状況により、臨機応変に変わる性質をさします。同じ遺伝子型を持っていても、実際の外見や性質（表現型）は、育った環境によって異なることを示します。

　例を挙げると、母体の栄養状態が良ければ、胎児はのびのびと育ち、正期産で、バランスの取れた体重3,000グラム前後で生まれます。母体の栄養状態が悪ければ成長するためのエネルギーを節約し、胎児は2,500グラム以下で、やや 頭でっかちに生まれます。この時、外見だけでなく、腎臓や膵臓など内臓の成長にも変化が起こり、生活習慣病の素地を作ります。

5

受精した瞬間の人間は、この先いかようにも成長する可能性がある。ここからどんな成長過程をたどり、どれくらいの大きさで誕生するか。それを決めるのは胎内の環境であり、特に大切なのは母親から送り込まれる栄養だ。

筆者コメント

　バーカーは、母親の栄養状態を良くすることで、胎児の成長発達が望ましい方向に進み、健康な子が生まれると繰り返し強調しています。また、妊娠中の栄養だけでなく、妊娠前の女性の食事と栄養も、同じく重要だと繰り返し述べています。

6

胎児期や乳児期に獲得した強みは、後年になって不利な状況に置かれても消えない。幸先の良いスタートは生涯持ち続けられる宝物なのである。

筆者コメント

　健康な母体（適切な食生活習慣、喫煙習慣なし、薬物摂取なし）から生まれた成熟児（小さすぎず、大きすぎず）は、小児期を健康に過ごし、丈夫な肉体となり、成人期のいろいろなストレスや、環境変化にも適切に対応でき、成人病にかかりにくいと考えられます。

7

人間の赤ん坊は、母親のそのまた母親からの影響を受けている。あなたの人生の出発点となった卵子は、あなたの母親が胎児だった時に形成された。生まれた時には、一生分の卵子がすでに用意されている。その数と質は、あなたのお母さんがおばあさんの子宮にいる時に決まったものだ。赤ん坊の器官やシステムが二世代前の影響を受けるということは、受精の瞬間だけでなく、何十年も前のおばあさんの栄養状態が関係しているのだ。

筆者コメント

　形質の遺伝は、DNAの変化なしにエピジェネティックな働きで子孫に伝えられます。しかし、自身の不健康を父母や祖父母のせいにして、自らの努力を怠ってはなりません。これから子どもを作り、育てていく世代は、自らの食生活習慣を正し、自身の将来の健康だけでなく、子どもや孫の世代の健康を考えて行動しなければなりません。

8

人生のベストスタートは胎内から始まる。母親のおなかの中で順調なスタートを切った子どもは、たとえ乳児期に環境が悪化しても、高得点を重ねる可能性が高い。反対にスタートが悪ければ、幼児期に急激に体重が増えて、大人になってから病気にかかりやすくなる。

筆者コメント

　筆者の作成した、「生活習慣病ツリー」と「長寿ツリー」に、胎児期、小児期の生活環境、栄養について図示しています（第3章参照）。胎児期からリスクを持った状態で生まれても、それだけで、将来が全て決まるのではなく、出生後の生活と食習慣の改善で将来の健康を獲得することができます。出生時にベストスタートが切れない場合でも挽回可能であることは、DOHaDの考え方で説明できます。

バーカーは、「生活習慣病胎児期起源説」を唱え、子宮内環境と将来の病気を強く結び付けていますが、これはのちに軌道修正し、出生後の環境も影響するとして、DOHaD 学説に進展しました。

9

母親の食生活が子どもの未来を決める。現代の母親は、自信を持って妊娠に臨むことができる。人類には、何百万年という進化の歴史を通じて築かれた驚異のシステムがあり、母親はその継承者だ。

筆者コメント

人類の歴史を振り返ってみれば、常に食糧不足で、飢餓にさらされていました。また、感染症、病気などにより、平均寿命は短いものでした。地球規模で見れば、食糧が十分に生産され、飽食になったのは、まだ100年余にしかなりません。さらに、科学、医療の進歩により、多くの病気が克服され、平均寿命は飛躍的に延びました。人類は、数百万年前にアフリカの森林からサバンナに出てきて以来、他の類人猿とは異なる進化を遂げ、驚異的な文明を築きました。それが、人類の遺伝子に作用し、他の動物にはない高度な生命体となりました。母親は、人類の築いた遺伝子システムの継承者であり、健康な子孫を生み育てる能力を獲得していることを、バーカーは強調しています。

10

妊娠する前から、多彩でバランスのとれた食事を心がけることで、子どもは幸せなスタートを切ることができる。母親が今日食べるものは、わが子の一生だけにとどまらず、さらに次の世代の健康さえも左右するのである。

筆者コメント

バランスのとれた食事とは、カロリー、タンパク質、炭水化物、脂肪だけでなく、種々のビタミン類もしっかりとることです。葉酸の欠乏は二分脊椎症の頻度を高めますので、欧米では葉酸を含む食材（ホウレンソウ、ブロッコリー、枝豆、キャベツなど）の摂取を推奨し、また、サプリの投与が行われています。さらにビタミンDやビタミンKなどを含む食事の摂取を心がけましょう。

4 バーカー仮説提唱後の逆風

子宮内の栄養障害から出生早期の成長過程で起こった影響が、虚血性心疾患のリスクを高めるという説は、当然のように多くの批判を呼び込みました。

BMJ（British Medical Journal、イギリス医師会雑誌）のEditorials（論説、1995）によれば、バーカーグループによる報告は、1987年以来1995年までに、少なくとも40の論文（その大部分はBMJ掲載）と2冊の本があると述べています。このジャーナルにも4個の関連論文が掲載されました。バーカー仮説に対しては、様々な反論があり、この仮説に対して厳正な批判、検証を求めるとの厳しい論調です。特に、この仮説を公衆衛生上の施策として広めるためには、厳密な検証が求められると述べています[14][15][16]。

BMJ Editorialsの主な指摘は、次の通りです[14]。

❶ これまでの報告は、ごく一部の限られた地域のデータであり、そこには対象選択のバイアスがかかっているのではないか。

❷ ストラチャン（Strachan）らの報告では、生まれた場所だけでなく、移住した場所も病気の発症に関係するとしているが、サウザンプトングループはこのことを考慮していない。

❸ 母親の喫煙は、胎児の成長と心疾患に影響を及ぼすが、これを検討すれば、結果に影響したであろう。

❹ 対象の社会階層は、人々の健康に大きな影響を及ぼすが、児やその両親の社会階級が生涯にわたってどのレベルにあるか、最近の2編の論文では述べられていない。

❺ 胎児の生育が母親の栄養によって決まるというのであれば、食事が飢餓レベルであったのか。また、児の体重に影響するのは、妊娠の末期の栄養状態であることが、すでにわかっている。

❻ サウザンプトングループは、胎盤重量と出生体重、その後の高血圧、心疾患の相関について述べている。胎盤重量に影響を与えるのは、母体の栄養不良による貧血だとしている一方、その他の因子として、母体の糖尿病、喫煙、年齢、肥満などがあるが、これらについては検討していない。

Editorialsの執筆者は、かなり詳細に、バーカー仮説の問題点をついています。❺はおそらく、オランダ飢餓のデータに関連付けているのでしょう。

ルーカスの栄養プログラミング説 | nutritional programming

アラン・ルーカス（Alan Lucas）は、イギリスの著名な栄養学者で、1980年代から、乳児期の栄養が将来の病気と知的発達に影響を与えるとして多くの論文を発表しています。彼はこれを「栄養プログラミング」と名付けています。プログラミングとは、発達の感受性期に起こった出来事がインプットされ、それが生涯にわたって、その個体の健康と病気に関与するというものです。このことは、すでに、動物実験（多くはラットで、ごく一部霊長類のバブーンなど）で証明されており、動物界に普遍的な出来事であると、ルーカスは述べています[17]。

歴史的には、19世紀末に、鳥類のインプリンティング（刻印づけ）が、プログラミングと同じ意味を持つとして知られています（Spalding DA, 1873. イギリスの動物学者）。20世紀になって、コンラート・ローレンツ（Konrad Lorenz）はハイイロガンのインプリンティングの研究で、ノーベル医学生理学賞を受賞しました（1972年）。人工ふ化したハイイロガンの雛は、生まれた直後の感受性期に見たローレンツを母親と認識して、列を作って彼を追いかける写真が有名です。

1962年にラットで証明されて以来、数多くの動物実験で、栄養プログラミングが証明されました。すなわち、胎児期や乳児期の栄養が、代謝、成長、神経発達、高血圧、糖尿病、動脈硬化、肥満など、生涯にわたって影響を与えることが示されたのです。

ルーカスは、このような動物実験で得られた事象が人にも当てはまるとすれば、臨床面でも、公衆衛生学的にも、非常に重要なことであると述べています。その上で、バーカーについて、彼の生活習慣病胎児期起源説は素晴らしいものであるが、統計的解釈が不正確、不完全であると批判しています。ルーカスは「fetal origins hypothesis（胎児期起源説）」よりも「postnatal origins hypothesis（出生後起源説）」がより重要だと主張しているのです。

実際に、ルーカス はヒトの場合にも、動物実験で見られたように、感受性期に「栄養プログラミング」が起こることを報告しています。

一般に、ヒトの疫学データは動物実験とは異なり、ほぼ後方視的研究です。しかし、これでは早期の栄養プログラミングが心臓病や糖尿病の遠因となるとの確実な証明はできないし、公衆衛生上の予防対策とするには不十分であると考えました。ルーカスらはこの反省に立って、ヒトにおける前方視的な研究を行いました。

ルーカスは、1982年～1985年にイギリスの5病院で出生した1,850グラム以下の未熟児926人について、8歳までフォローしましたが、その割合が98%という驚異的なものでした。母乳栄養群と人工栄養群（一部混合栄養）の2群で、神経学的発達と骨密度を評価しました。その結果、母乳栄養は人工栄養より、神経発達や骨の成熟が促進されると報告しています[17]。

ルーカスは、「バーカー仮説」に対する強烈な批判者でもありました。彼は「バーカー仮説」が「胎児プログラミング仮説」と呼ばれていることに対して、出生前の因子を批判し、出生後の栄養こそ問題だと主張していました[18][19]。後に、胎児期の栄養もプログラミングを起こすことを認めています。思うにルーカスは、遅れてきたバーカーが「胎児プログラミング仮説」の提唱者として脚光を浴びているのに反発したのかもしれません。

5　バーカーの反撃

数ある「バーカー仮説」批判の主な論点を、もう一度整理して以下に示します。

❶ ハートフォードシャーの研究対象群に生活習慣病が多いのは、胎児期・乳児期の原因より、地域の社会経済的な要因の方が大きい。

❷ 肥満、非健康的な食生活、タバコなどのリスクファクターを減らして、生活習慣病を予防するという、これまで行われた努力を否定するものだ。

❸ 出生前の低体重リスクより、出生体重の増加（巨大児）が、心疾患のリスクを高めている。

❹ 母体の栄養不良で起こる胎児プログラミングより、出生後の栄養、生育環境の方が、より将来の病気に関係が深い。

これらの批判に対し、バーカーは彼を支持する他の研究グループとの連携を深め、研究を継続しました。時とともに、「バーカー仮説」を支持する報告が相次ぎました。これらは、必ずしもバーカーの仮説を全面的に証明するものではありませんでしたが、新たな研究が生まれ、バーカーの仮説を補強、修正し、その評価は揺るぎないものになっていきました。

1　ヘルシンキグループ

ヘルシンキのデータは、ハートフォードシャーのそれをはるかに上回る優れたものでした。新生児の諸計測、小児期全般にわたる身体計測、成人の疾病記録など、充実した経過観察記録でした。この研究でわかったことは、乳児期以降の急速な体重増加が、新たなるリスクファクターと認識されたことです。

エリクソン（Erickson）は、バーカーとの共同研究で、1934-44年に、ヘルシンキ大学病院で出生した男性4,630人について報告しています。対象者は、乳幼児健診を受け、出生から12歳までに平均18回の身体測定を行い、1971 年時点でヘルシンキに在住している男性です。結論として、バーカーらのハートフォードシャー報告にある通り、心臓冠動脈疾患の発症に関連するのは、低出生体重児、乳児期の体重増加不良、6歳以降の急速な体重増加でありました。さらに強調すべきは、低体重児が3歳以降に急速な体重増加を起こすのは、心臓冠動脈疾患のリスク因子であることが明らかになったことです[20]。

さらにバーカーは、エリクソンらと共同で、ヘルシンキ大学で1924～1944年に出生した男女13,517人についてのフォローアップの結果を報告しています。それによると、出生時及び幼児期に小さく、3歳から11歳にかけて急激に体重が増えた児は、虚血性心疾患、2型糖尿病、高血圧を発症するリスクの高いことがわかりました[21]。

2｜インドグループ

インドでの研究は、先進国で見られた現象が、開発途上国でも同様にリスクファクターとして認められました。

南インドのミッション系の病院で、1934～1954 年に生まれ、病院の近くに居住する517 人について調査しました。冠動脈疾患のリスク因子は、低出生体重、低身長、小頭囲でした。冠動脈疾患の頻度は、出生体重が2,500グラム以下は11%、3,140グラム以上は3%でありました。さらに、2,500グラム以下の児で、母親の体重が45キログラム以下の場合は20%に上昇しました[22]。

3｜オランダの飢餓研究グループ

のちに詳しく述べますが、第2次大戦中、ナチスドイツの侵攻で始まった「オランダの飢餓」は、類まれな「ヒトに対する飢餓実験」と考えられています。多くの論文を発表している ローズブーム（Tessa Roseboom）との共同研究で、バーカー仮説の正しさが証明されました[23][24]。その詳細は、第4章で解説します。

4｜各国の栄養科学者、生理学者との連携

娘のメアリーによれば、1990 年代から、各国の栄養科学者、動物生理学者、胎盤研究者らとの連携により、バーカーは多くの影響を受けました。DOHaD研究の歴史に残る研究者として、次のような名前を挙げています[2]。

アラン・ルーカス（Alan Lucas　ロンドン小児科医）、ニック・ヘールズ（Nick Halesケンブリッジ大学生化学者）、アラン・ジャクソン（Alan Jacksonサウザンプトン大学同僚）、ジェフリー・ドウズ（Geoffrey Dawes オックスフォード大学 胎児生理学者）、ピーター・グラックマン（Peter Gluckmanオークランド大学）、ジェーン・ハーディング（Jane Harding オークランド大学）、ジョン・チャリス（John Challisトロント）、ジョー・フート（Joe Hoet ルーヴェン、ベルギー）らです。1990年から10年間、これらの研究者との交流から、国際DOHaD学会が誕生することになります。この経緯は第2章で述べます。

6　研究の集大成　～アメリカ、オレゴン州へ渡る

2002年に、バーカーは、サウザンプトン大学MRC unit のディレクターを、教え子のクーパー（Cyrus Cooper）に譲り、退職しました。その後、彼はアメリカへ渡り、かねてからのリサーチ分野である胎盤研究に従事しました。オレゴン健康科学大学（Oregon Health & Science University、OHSU）のケント・ソーンバーグ（Kent Thornburg）は生理学、薬理学教授で、1988 年にイタリアの研究会で知り合った仲でした。彼らは、胎盤が胎児プログラミングでどのような役割を持っているか、興味を抱いていました。バーカーは、ここで 客員教授として、アメリカはもとよりヨーロッパ、アジアの研究者たちとのネットワークを作り、充実した研究環境を築きました。

数多くの学会から表彰され、世界中の研究者と親交を結んだバーカーは、2013年8月27日に脳出血で死亡しました。75歳という年齢はまだ若く、惜しまれる死ですが、彼の研究を献身的に支えた妻、8人の子どもたち、13人の孫たちに囲まれた充実した人生でした。

彼の死に際して出されたザ・ガーディアン紙の訃報の一部は、本章の冒頭に示したものです。

バーカーの娘メアリーは、研究者として、同僚として、指導者としての父親をこよなく敬愛していました。 メアリーは、バーカーの業績を偲ぶ論文の最後に、次のように述べています[2]。

バーカーの発見は、新しい研究分野を拓き、世界の科学界に大きな影響を与えました。晩年の活動目標は、彼の学問研究をどうすれば一

般の人々に理解してもらうかということでした。特に、思春期の女性、妊婦、そして乳児の健康と栄養を改善することに尽力しました。彼は、最近の人々の健康状態は悪化しており、世界中に蔓延する慢性病を根絶する新たなアプローチが必要だと強く認識していました。そのためには、若い女性の栄養を改善することこそ、新たなる公衆衛生の最重要政策であるべきだと考えました。

2013年、サウザンプトンの研究所の記念式典で、バーカーが行ったスピーチの一節を紹介します。

「私たちの次の世代は、もはや心臓病で苦しむ必要はありません。この病気はヒトの遺伝子で起こるものではありません。この病気は百年前には、極めて稀なものでした。今、蔓延しているこの病気は、食生活の改善で完全に予防できるものです。もし、我々がそうしたいと真摯に思うなら」

Column 1

バーカーのエウレカ（Eureka）

ある土曜日のことだった。研究室で、地域ごとの疾病頻度を地図上に示すマッピング調査をしていたバーカーは、急いで帰宅し、キッチンに入るや否や、昼食の準備をしていた妻のジャンに、「見せたいものがあるからすぐ車の中に来るように」と、興奮した口調で言った。車の中で、バーカーは、20世紀初頭のイングランドの乳児死亡率を記した、古びた赤い表紙の本を示した。そこに示された乳児死亡率の高い地域（北部の工業地帯と貧困な農業地帯）は、60～70年後の心疾患の高い地域と一致するという「大発見」だった。のちに妻は、これがデイビッドの「Eureka、エウレカ」だったのだと記している。

「エウレカ」とはギリシャ語で「見つけた、わかった」を意味する言葉である。紀元前2世紀ごろ、古代ギリシャ、シラクサの王ヒエロン2世は、金細工職人に王冠の材料として純金を渡したが、職人が金の量を減らして、同じ重さの銀を加えたのではないかと疑っていた。そこで、親族の高名な数学者アルキメデスに、不正を知る方法を見つけるよう依頼した。

物質の重量と体積を測れば、密度が計算できる。金の密度は銀の約2倍であり、銀が混ざっていれば密度が低くなる。王冠の体積を正確に計算するには、王冠を溶かして計算しやすい形に成形する必要がある。アルキメデスは、元の形のまま、体積を求める方法を考えている時に、風呂場で解決策を発見したとされる。

アルキメデスが浴槽に入った時、上昇した水位の分量を知れば、物体の体積を測ることが可能だと思いついて、「エウレカ、エウレカ（わかったぞ）」と叫んで、裸のまま、シラクサの街へ飛び出していったというエピソードが知られている。

なお、日本語表記では、ユーリカ、ユリイカなどが用いられることもある。

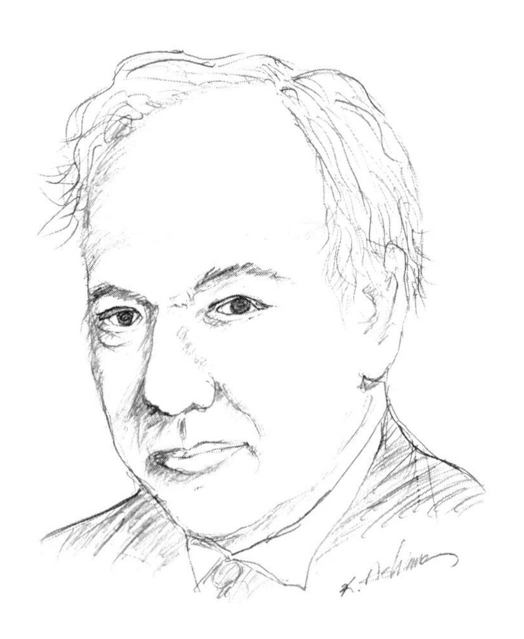

David J. P. Barker

Column 2

女王蜂とローヤルゼリー

ミツバチの巣には1匹の女王蜂が君臨し、数十匹の雄蜂、数万匹のメスの働き蜂が住んでいる。オス蜂は未受精卵から生まれ、メスの働き蜂と女王蜂は受精卵から生まれる。働き蜂と女王蜂は全く同じ遺伝子型の卵から生まれるが、異なる食べ物をとることによって、異なる表現型となる。働き蜂の寿命は約1ヶ月、若いうちは育児係、老いると採餌係として働く。

—

女王蜂は、寿命が働き蜂の20倍で、体の大きさは働き蜂の1.5倍。1日に約2,000個産卵する。このような違いをもたらすものは、食餌の違いである。働き蜂の食餌はハチミツや花粉であるが、女王蜂の食餌は、「ローヤルゼリー」である。これは蜂の側頭部にある下咽頭の腺組織から分泌されるもので、花粉や蜂蜜由来ではない。ローヤルゼリーの60%は水分である。ローヤルゼリーに含まれる「ロイヤラクチン」という糖蛋白が、女王蜂を作り上げる物質であることが、日本の鎌倉昌樹氏によって、世界で初めて明らかにされた。

—

ロイヤラクチン摂取がエピジェネティックな遺伝子修飾を起こし、DNAの変化を伴わずに女王蜂に分化することを証明したものであり、画期的な発見といえる。なお、摂取されたロイヤラクチンはミツバチの脂肪体（哺乳類の肝臓に相当）に移行し、その細胞膜上にある「上皮成長因子受容体（EGFR：Epidermal growth factor receptor）に作用することで、女王蜂への分化を誘導していることが解明された。

> Masaki Kamakura. Royalactin induces queen differentiation in honey bees. Nature 2011;473:478-483.

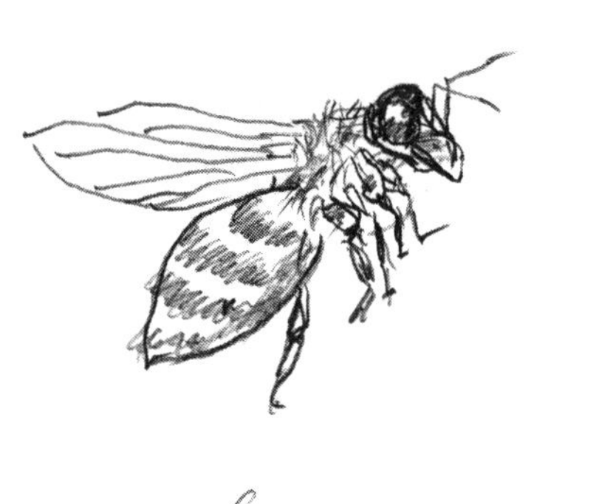

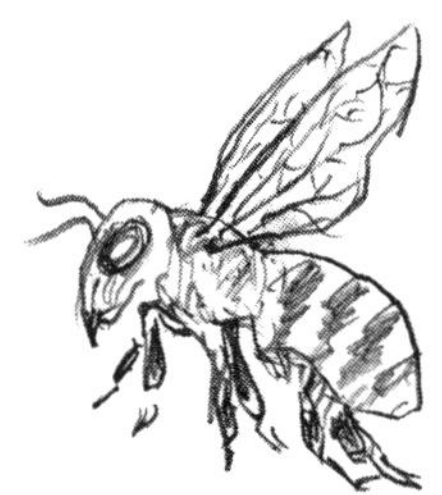

第2章

DOHaD学説（ドーハッド）

2

前章で、バーカー仮説（成人病胎児期起源説）について述べ、胎児期に生活習慣病の危険因子を持って生まれた児、すなわち「The best start in life」を得られなかった児は、成人後に心臓病、糖尿病などの生活習慣病を発症する可能性が高いということを示しました。バーカーの報告以来、多くの研究者が、バーカー仮説について議論を深めました。その結果、生活習慣病の危険因子は胎児期だけでなく、出生後の環境にも存在することがわかってきました。すなわち、胎児期から新生児期、乳児期、幼児期と、子どもが成長発達する過程において、食生活環境が悪化すれば、将来の生活習慣病の発症につながることがわかってきました。

本章では、DOHaD学説研究の流れ、さらに国際DOHaD学会、日本DOHaD学会の現状について解説します。

1 バーカー仮説からDOHaD学説へ

1 倹約表現型仮説（Thrifty phenotype hypothesis）

1990年以降、バーカーは基礎栄養学、動物生理学などの専門家と交流を深め、彼の学説のさらなる深化を求めました。ヘールズ（Nick Hales）はバーカーとともに、胎児期の低栄養がのちのインスリン抵抗性と2型糖尿病をきたすという「倹約表現型仮説」を提唱しました[1][2]。

それによると、まず、母体の栄養障害が事の始まりです。すなわち、母体の栄養不良→胎児の栄養障害（特にアミノ酸）→膵臓β細胞の減少→胎児の臓器発達及び成長の遅滞という流れになります。少ないエネルギーを倹約して用いるため、児の体格は小さくなります。それでも重要な臓器である脳は栄養障害から守られ、正常な大きさを保ちますが、肝臓や腎臓などの臓器の発達は抑制されます。それゆえ、胎児期の成長障害は、体格と臓器の機能を生涯にわたって変化させます。

出生後は、乳児の栄養障害→成長後の膵臓β細胞の機能低下→2型糖尿病→メタボリックシンドロームという流れで、肥満、高血圧、心疾患などを発症します。

ニール（James Neel）は、すでに1962年に「Thrifty genotype hypothesis（倹約遺伝子型仮説）」[3]を提唱し、「仮想の倹約遺伝子」が糖尿病を発症させると考えていましたが、ヘールズらの「Thrifty phenotype hypothesis（倹約表現型仮説）」は胎児期、乳児期早期の低栄養こそ、糖尿病発症の主因であると、遺伝子説に真っ向から反論しているのです。

バーカーは、さらにドウズ（Geoffrey Dawesオックスフォードの胎児生理学者）を通して、動物実験によってバーカーの学説を支持した数多くの研究者と交流を続けました。その中には、グラックマン（Peter Gluckman）、ハーディング（Jane Harding）ら、著名なDOHaD研究者たちが含まれます。

2001年、バーカーはフィンランドのヘルシンキ大学との共同研究で、低体重児が2歳以降、急激な体重増加をきたした群に、心疾患とインスリン抵抗性がみられたことを報告しました[4][5]。この共同研究は、バーカーのオリジナル論文に欠落していたデータを補強する極めて重要なものでした。バーカーは著書（『The Best Start in Life』）の中で、この共同研究について、次のように述べています。

「ハートフォードシャー台帳が、ツタンカーメンの墓所の入り口を開く扉だったとしたら、ヘルシンキ公衆衛生研究所の100年に及ぶデータは、墓の内部に足を踏み入れることだった」

この共同研究はFOADからDOHaDへとバーカー仮説が発展する転機となる重要な機会だったといえます。

バーカーの発見は、新しい研究分野を拓き、世界の科学界に多大な影響を与えました。バーカーは2003年に引退しましたが、その後も、精力的に執筆活動、講演活動を続けました。晩年の目標は、彼の学問研究を一般市民に知ってもらうこと、とくに思春期の女性、妊婦、乳幼児の健康を改善し、健康社会をめざす新たなる公衆衛生戦略を作ることでした。

バーカーの最大の功績は、「悪い遺伝子と悪い生活習慣が慢性病を招く」というそれまでの常識を根本的に変え、人々の健康な生活を約束する公衆衛生上の新たなる思想を生み出したことと、私は考えます。

2 | 予測適応反応 (Predictive adaptive responses, PARs)

グラックマンとハンソン (Mark Hanson) は、2004年以降、それまでのバーカー仮説に関する夥しい研究論文、また批判論文などをレビューし、Developmental Origins of Health and Disease (DOHaD) という装いを新たにした学説への道筋をつけました。慢性非感染性疾患、すなわち生活習慣病の発症は、遺伝子や生活習慣のみに影響されるのではなく、人の発育早期の環境によっても大きく影響されるということを明確に述べました。そのキーワードの一つが「予測適応反応」という概念です[6][7][8]。

このことを、少しわかりやすくいうと、胎児が発達する感受性期に、栄養不足や酸素不足で子宮内環境が悪化したとします。この状態で胎児のとる反応は、まず、生き延びるために迅速な適応反応（immediate adaptive responses）として、成長を抑制し、低体重児となることです。さらに出生後の環境も悪いと想定して、将来を予測する適応反応（predictive adaptive responses）をとります。すなわち、摂取エネルギーを脂肪として蓄積しやすい体質を作ります。

生まれ育つ環境が、予測に反して豊かで栄養十分な環境であれば、過栄養状態となり、肥満、糖尿病などを発症します（ミスマッチ）。一方、出生後の環境が、予測通り貧しい栄養不足の状態であれば小柄なままで、肥満や糖尿病は発症しません（マッチ）。

バーカーの提唱した「成人病胎児期起源説」は、多くの研究者の精力的な研究と検証を経て、今日「DOHaD学説」として確立されました。その後、グラックマンとハンソンの二人は、常に緊密な連携で共同論文を執筆し、DOHaD研究を牽引していくことになります。

3 | DOHaD研究の歴史

2009年、国際DOHaD学会が軌道に乗ったとして、グラックマンとハンソンは、これまでのDOHaD理論発展の歴史を振り返り、今後、公衆衛生上の予防医学的役割を明確にするためとして、学会誌に総説論文を書きました[9]。

この総説論文には、概略、以下のことが述べられています。

1934年、カーマック（Kermack）らによって、小児期の生育環境（15歳まで）が、成人の死亡率に関係することが報告された。しかし、リスク因子についての詳細な記述はなく、この問題は、その後長期にわたって人々の関心を集めることはなかった[10]。

1970年代になって、東ドイツの内分泌学者ドーナー（Gunter Dorner）のグループが、出生前後の環境が、のちの動脈硬化症、肥満に関連していること、また、妊娠糖尿病が、のちの糖尿病に関連していることを報告した。

1979年　実験的に作った糖尿病ラットの母親は、子孫に代謝異常を伝えた[11]。

1979年　フォルスダール（Forsdahl）は、小児期の貧困な家庭環境は将来の心血管疾患と関連があると指摘した[12]。

1985年　フィンランドからの報告で、小児期の貧困と、虚血性心疾患、心筋梗塞による死亡との関連が示された[13]。

1986年　バーカーが、最初の記念碑的論文をLancetに報告。

1988年　スウェーデンから、低体重児は高血圧のハイリスク因子であると報告された[14]。

この後、DOHaDを支持する動物実験が多数報告されてきた[15]。

2 DOHaDは日本語で何と呼ぶか

1 日本語名称制定の試み

DOHaDは、Developmental Origins of Health and Disease の略語ですが、まだ、適切な日本語訳がありません。FOAD（Fetal Origins of Adult Disease）が「生活習慣病胎児期起源説」という日本語の学術用語としてピッタリ収まりますが、どうもDOHaDは日本語にすると、あまり収まりがよくありません。例えば、原語を日本語に直訳してみると、「健康と病気の発達起源説」で、本来の言葉の意味が伝わってきません。DOHaDは専門家の間では、そのまま使用して何の違和感もありませんが、一般に向けて発信する場合は全く意味不明で、この重要な学説を広めるのに大きな障害となっていました。

この問題を解決するため、第4回日本DOHaD研究会（昭和大学、板橋家頭央会長）で、「DOHaDの日本語名称について」というワークショップが行われました。演題と発表者は以下の通りです。

❶ 至適名称を求めて―DOHaD研究の現況と未来／福岡秀興（早稲田大学）

❷ ネーミングが持つ力／中西和代（株式会社風讃社）

❸ 母子双方に欠かせないケアを伝えるキーワードとは？／西沢邦浩（日経BP社）

❹ 全てを網羅するDOHaD の日本語名はあるか？～臨床医の立場で考える～／中野有也（昭和大学）

❺ DOHaD日本語名称に関する提案～周産期を目前にした若年層の意見から～／原馬明子（麻布大学）

2 ｜ DOHaDは日本語に収まりにくい

このワークショップで、DOHaDの日本語訳について、侃侃諤々（けんけんがくがく）、討論が行われ、多くの提案がなされました。しかし、いずれも帯に短し、たすきに長しで、いつの間にか会員の熱も冷め、「DOHaD」でいいんじゃないのという雰囲気で現在に至っています。

ちなみに、これまでDOHaD の日本語訳として30以上の語が検討されました。そのいくつかを挙げてみます。「発育環境と健康」「発達期が決定する生涯の健康」「発達期環境起因疾患」「胎児期に始まる健康と疾病」「健康・疾病の発育起源」「胎内健康プログラミング」「胎内健康起因科学」「小児発達起因性疾患と健康研究」などですが、いずれも人々にインパクトを与える学説名になりません。

ここで思い出すのは、第3回研究会（2014年、久保田健夫会長、成育医療センター）の懇親会で特別講演を行ったハンソン氏と、DOHaDの名称について、個人的に話し合う機会があったことです。FOADからDOHaDへの流れについて話が進んだ時、私はこう言いました。

「FOADは日本語の学術用語が、ドンピシャリ当てはまる。しかし、DOHaDは言葉で説明はできるが長たらしく、適切なインパクトのある学術用語が見つからない」

ハンソン氏は、不思議そうな顔をして聞いていましたが、当然のことながら、DOHaDが学術用語としての日本語と相性が悪いという意味は、なかなか英語圏の人々には理解しにくいと思いました。

3　エピジェネティクス

DOHaDを語る時に、必ず出てくる言葉が、「エピジェネティクス（Epigenetics）」です。たいてい、次のような説明がなされます。

「エピジェネティクスとは、遺伝子DNAの塩基配列に変化を伴わずに、遺伝子の機能制御・調節が行われるメカニズムである。これは、環境の変化によって影響されると考えられる。すなわち、病気の発症には遺伝と環境の両方が関わっている」

このような「エピジェネティクスの説明」に、私は、いつもわかったつもりでも、何か掴み所のないような感じを伴っていました。ここに成書から、もう少し踏み込んだ説明を求めてみました。DOHaDの日本語訳がないように、エピジェネティクスの日本語訳がないのも、よくわかります。

1 | 中尾光善／驚異のエピジェネティクス

（2014, 羊土社p31）| 16

同じゲノムをもつにもかかわらず、発生の過程で異なる細胞が生じるのはなぜだろうか。1942年、英国エジンバラ大学のコンラッド・ワディントン（1905-1975）が、この大きな命題に対する有力な考え方を提唱した。「エピジェネティクス」という言葉を初めて用いたといわれている。この名称の由来は次のようである。「エピ(epi-)」とは、ギリシャ語で「～の上」という接頭語であり、「ジェネティクス」が「遺伝学」である。つまり、"従来の遺伝学の上にあるもの"という意味である。従来の遺伝学とは、大まかに「メンデルの法則」と考えてよい。すなわち、エピジェネティクスとは、遺伝子で生物現象を説明していたところに、もう一つの環境因子を加えた理論であった。まだDNAの本体も知られていなかった時代のことである。（ワディントンの考え方を表すエピジェネティック・ランドスケープ図を紹介している）

日本語では、エピジェネティクスを、"後成的"と訳することがある。そうするとエピジェネティクスは、"後成的遺伝学"である。どうしても、本来のニュアンスが伝わりにくいことから、カタカナで表記することが多い。

2 | 久保田健夫／エピジェネティクスとDOHaD

（板橋稼頭夫編：DOHaD その基礎と臨床、金原出版、2008、p83–89）| 17

遺伝学をジェネティクス（Genetics）という。一方、エピジェネティクス（Epigenetics）とは、Epi（傍ら、周辺の）とGenetics（遺伝子）が合わさった造語であり、具体的には、遺伝子の調節を行う因子とその働きを探求する学問分野である。エピジェネティックな遺伝子調節のファクターとして、DNAの化学修飾（メチル化）とDNA が巻きついている染色体タンパク質（ヒストンタンパク質）の化学修飾（メチル化とアセチル化）が知られている。

3 | 鵜木元香・佐々木裕之／もっとよくわかる！エピジェネティクス

（2020 羊土社、p12–17 ）| 18

17世紀ごろまでは、精子の中に子どもがいて、それが子宮の中で大きくなるというプレフォーメーション（前成説）が広く信じられていた。18世紀になり、受精卵から発生が進んでいく過程で、次第に生物の体が作られていくというepigenesis（後成説:epi=後、genesis=創造）の正しさが広く認識された。

1942年、英国の発生学者コンラッド・H・ウォディントン（Conrad Hal Waddington）博士は、エピジェネシスの機構を探求する学問として「エピジェネティクス」という言葉を造語した。博士は、エピジェネティクスの概念を山頂から谷間へ転げ落ちる球体になぞらえて表現した。山頂が最も未分化な状態で、細胞は分岐した谷間へ転げ落ちるように、一方向性に分化して、元に戻れなくなるという概念である。

4 | 井村裕夫／医と人間

（岩波新書、2015、p104）[19]

従来、後天的に獲得したものは遺伝しないと言われていたのですが、一部は次の世代から3代くらいまで遺伝するのではないかと考えられています。それは、エピジェネティクス（epigenetics）という考え方に基づくものです。

人間は、2万ちょっとの遺伝子を持っています。ところが、全ての細胞でそれが全部働いているのではなく、一つ一つの細胞では発現を調節して、5,000～6,000個くらいしか働いていないのです。だから、初めの胚細胞から皮膚の細胞ができたり、神経の細胞ができたりするわけです。それを、エピジェネティックな変化といい、ある遺伝子の発現を抑えている状態です。

そうやって、それぞれの細胞の特色を作っています。それが胎生期に決まるのです。だから、胎生期の栄養が悪いとそこに変化が出ると考えられています。

4 国際DOHaD学会

International Congress of Developmental Origins of Health and Disease（DOHaD）

学会本部：DOHaD Society, Southampton General Hospital, Southampton, England

1 | 草創期

DOHaDのホームページより、学会の草創期から現在に至る足跡を追ってみます。

DOHaDは、1990年代に、サウザンプトン（イングランド）、オークランド（ニュージーランド）、アデラード（オーストラリア）の研究者たちの間で定期的に開かれていたワークショップから発展しました。

1989年、胎児新生児研究の泰斗ドウズ（Geoffrey Dawes）によって、イタリアのラ・スペツィアで新生児の研究会が開催されました。ここでバーカーが、ハートフォードシャーの研究結果について報告しました。出生体重と50～60年後の心血管疾患について関連があるとする主張は、会場の生理学者の誰一人、理解できませんでした。しかし、バーカーの度重なる報告とドウズ教授の理解により、「何か出生体重と成人病には、興味ある関連があるかもしれない」という雰囲気が次第に醸成されていきました。その後、インフォーマルな集会やワークショップが、イギリス、オーストラリア、ジャマイカ、カナダ、アメリカなどで継続して開催されました。

1999年、国際FOAD会議（International Council on Fetal Origins of Adult Disease）が結成され、2001年、第1回世界FOAD学会（World Congress of Fetal Origins of Adult Disease）がインドのムンバイで502人が参加して開催され、第2回はイギリスのブライトンで531人が参加して開催されました。この後、胎児期を超えて、出生後早期の環境が将来の健康に影響を及ぼすという概念が確立されました。そして、新組織の名称は国際DOHaD学会（The International Society for Developmental Origins of Health and Disease）と変更され、学会名も第3回よりFOADからDOHaDに変更されました。学会の初代会長はグラックマン（2003–2007）、2代目はハンソン（2007–2017）で、以後、両者がDOHaD学会を牽引しました。

2｜発展期

第3回国際DOHaD学会（International Congress of Developmental Origins of Health and Disease）は2005年11月にトロントで開催され、それまでの学会の運営に加えて、次のような改革がなされました[20]。

❶ DOHaDの問題を開発途上国にも広げる。

❷ 若い研究者向けのプログラムを設定する。

❸ 発達生物学、発達可塑性、社会階級の影響、未熟児の影響、有害環境、データ分析など、新たなる研究領域を広げる。

この学会には50カ国から691人の参加者があり、発表演題は400に達しました。学会では、肥満とその予後も注目を集めました。従来、栄養不良が将来の生活習慣病のリスク因子とされていましたが、肥満もリスク因子であることが論議されました。すなわち、先進国のみでなく開発途上国でも同様の問題が起こっていることが指摘されています。

以下に、これまでの学会開催年度と開催地を示します。

第1回	2001年	インド	ムンバイ
第2回	2003年	イギリス	ブライトン
第3回	2005年	カナダ	トロント
第4回	2006年	オランダ	ユトレヒト
第5回	2007年	オーストラリア	パース
第6回	2009年	チリ	サンチャゴ
第7回	2011年	アメリカ	ポートランド
第8回	2013年	シンガポール	
第9回	2015年	南アフリカ	ケープタウン
第10回	2017年	オランダ	ロッテルダム

第11回	2019年	オーストラリア	メルボルン
第12回	2022年	カナダ	バンクーバー

5　日本DOHaD学会

本学会は、日本DOHaD学会と称し、英文名をJapan Society for Developmental Origins of Health and Disease（DOHaD—Japan）としています。本学会は、国際DOHaD学会の日本支部と位置付けられています。

ホームページに掲載された学会設立の経緯と学術集会の会長、場所について述べます。

2011年12月、研究会設立をめざす有志で、研究会の目的、設立に向けてのロードマップ、発起人、規約、国内のDOHaD研究の状況などに関して意見交換を行いました。参加者は、福岡秀興、板橋家頭夫、久保田健夫、佐田文宏、瀧本秀実の5氏です。

その後、2回の幹事会を経て、早くも2012年8月には第1回日本DOHaD研究会学術集会を開催しました。疫学、小児科学、産婦人科学、内科学、栄養学、生理学、農学、教育学など多岐にわたる分野の研究者106人が参加し、活発な討論が行われました。2016年11月に、「研究会」の成長とともに「学会」へ名称を変更しました。

年1回の学術会議を重ね、2021年はCOVID-19パンデミックのため、第10回のWeb会議を行い、学会は着実に発展しています。世界DOHaD学会の日本国内開催をめざして国際学会本部と交渉を進めていますので、近い将来、世界中のDOHaD研究者が日本に集い、この領域の更なる発展が論議されるでしょう。

第1回日本DOHaD研究会学術集会

日時｜2012年8月4日

場所｜国立保健医療科学院（埼玉県和光市）

会長｜佐田 文宏

第2回日本DOHaD 研究会学術集会

日時｜2013年6月8日

場所｜厚生労働省戸山研究庁舎

会長｜瀧本 秀実

第3回日本DOHaD研究会学術集会

日時｜2014年8月1・2日

場所｜国立成育医療センター

会長｜久保田 健夫

特別講演：

井村 裕夫（先端医療振興財団）

Mark Hanson（Southampton大学）

第4回日本DOHaD研究会学術集会

日時｜2015年6月7・8日

場所｜昭和大学

会長｜板橋 家頭夫

第5回日本DOHaD研究会学術集会

日時｜2016年7月23・24日

場所｜国立成育医療センター

会長｜秦 健一郎

特別講演：

Frank Bloomfield（Liggins Institute）

佐々木裕之（九州大学）

第6回日本DOHaD学会学術集会

日時｜2017年8月26・27日

場所｜早稲田大学

会長｜福岡 秀興

特別講演：

井村裕夫（先端医療振興財団）

Chong Yap Seng（シンガポール大学）

Allan Sheppard（Liggins Institute）

第7回日本DOHaD学会学術集会

日時｜2018年8月17・18日

場所｜飯田橋レインボービル

会長｜山城 雄一郎

特別講演：

Berthod & Sibylle Koletzko（Ludwig Maximilian University）

第8回日本DOHaD学会学術集会

日時｜2019年8月9・10日

場所｜コングレスクェア日本橋

会長｜堀川 玲子

特別講演：

Paul Hofman（Liggins Institute）

第9回日本DOHaD学会学術集会

日時｜2022年10月7・8日

場所｜東北大学

会長｜菅原 準一

第10回日本DOHaD学会学術集会

日時｜2021年9月3・4日

場所｜Web開催

会長｜伊藤 宏晃

特別講演：

Frank Bloomfield（Liggins Institute）

合田 敏尚（静岡大学）

Column 3

DOHaDトリビア

倹約遺伝子仮説（Thrifty genotype hypothesis）

1962年、ミシガン大学の遺伝学者ニールは、thrifty genotype hypothesis（倹約遺伝子仮説）を提唱した。狩猟採集時代からの人類の歴史は飢餓との戦いであり、飢餓を乗り切るためにエネルギーを節約して体脂肪として蓄える「倹約遺伝子」は種の存続に有利であった。しかし、近年は豊かになった食糧事情のため、倹約遺伝子は肥満、糖尿病を発症するという、不利な遺伝子になったと考えた（仮定の遺伝子）。この説は、学界に多くの議論を巻き起こし、批判にもさらされたが、「倹約遺伝子」の研究を促進した。その中で、thrifty phenotype hypothesis（Hales & Barker), thrifty epigenomic hypothesisなどの仮説が生み出された。しかし、ニールが想定した「倹約遺伝子」は、まだ特定されていない。

Neel JV. Diabetes Mellitus: A "thrifty "
genotype rendered detrimental by "progress"
Am J Hum Genet 1962;14:353-362.

Column 3

プログラミング（Programming）

ルーカスはプログラミングを次のように規定している。発達早期の出来事で、生涯にわたって影響を与えるのは、次の3つの場合である。1）直接的なダメージ（例として、血管障害による四肢の切断）、2）感受性期に、種々の刺激を受けることによって身体発達の障害が起こる、3）感受性期に生理学的なインプリンティング（刻印）、あるいはセッティングによって、長期的な機能障害が起こる。このうち2）と3）をプログラミングという。

—

プログラミングと呼ばれるものは、栄養以外に次のようなものがある。鳥類で感受性期の視覚によるインプリンティングが、その後の行動に影響するのは1世紀以上前から知られている。他にホルモンや薬剤などもプログラミングを起こす。ルーカスは、出生早期に与えられた栄養によるプログラミングが、将来のタンパク質代謝、糖代謝に影響を与えることを主張している。一方で、胎児期の栄養プログラミングについて、バーカーらの業績を評価している。

Lucas A. Role of nutritional programming
in determining adult morbidity.
Arc Dis Child 1994;71:288-290

Column 4

遺伝学トリビア①

ゲノム（Genome）

個々の細胞の核内に遺伝情報を有するゲノム（設計図）がある。ゲノムは46本の染色体の中に詰め込まれている。これらの染色体は、両親の卵母細胞、精原細胞の減数分裂で生じた23個ずつの染色体が合体してできたものである。すなわち、染色体の半分は母親由来、他の半分は父親由来である。ゲノムの構成は二重らせん構造を持った核酸分子からなる。2003年に、ヒトゲノムの解読が完了し、約30億個の塩基対のDNA配列が明らかにされた。1セット分のゲノムが30億個であるから、体細胞は2セット分、60億個のDNAを有する。

—

核酸（DNAとRNA）の働き

核酸（nucleic acid）には、リボ核酸（Ribonucleic acid, RNA）とデオキシリボ核酸（Deoxyribonucleic acid, DNA）がある。DNAは4つの塩基、グアニン（G)、アデニン（A)、チミン（T)、シトシン（C）が、様々な順番で連なっている。各々の塩基は、デオキシリボース、リン酸を介して繋がり、1本の鎖となっている。ペアとなる鎖があり、4個の塩基は、それぞれ、CとG、TとAが水素分子を介して結合する。こうして2つのDNA鎖は、安定した2本鎖のDNAを作る。RNAは、ゲノム上のDNAからRNAポリメラーゼによって転写されて造られる。RNAはDNAと異なり、1本鎖である。その組成はグアニン（G)、アデニン（A)、ウラシル（U)、シトシン（C）で、DNAの塩基チミン（T）がウラシル（U）に置き換わっている。RNAには様々な役割を担う多くの種類がある。タンパク質をコードするメッセンジャーRNA（mRNA）と、タンパク質をコードしていないノンコーディングRNA（ncRNA）に大別される。遺伝情報を担ったメッセンジャーRNAは、リボソームに働きかけて指定されたアミノ酸をつなぎ合わせてタンパク質を合成する。

出典：
中尾光善／驚異のエピジェネティクス、
羊土舎 2014

Column 5

遺伝学トリビア②

遺伝子

ゲノム上の遺伝子とは、DNAそのものではなく、タンパク質の作り方が書き込まれた部分であり、ヒトは約25,000個の遺伝子を持っている。遺伝子のボディにはエキソンとイントロンと呼ばれる配列が交互に並んでいる。遺伝情報が含まれるのはエキソン部分で、ヒトゲノムでは、わずか2%にすぎない。DNAより転写されたRNAからイントロンが取り除かれて、たんぱく質を作るエキソンが繋がったのがメッセンジャーRNAである。遺伝子には、数個から100個のエキソンを持つ巨大遺伝子まである。人の遺伝子は、ゲノム上の決まった場所に位置しているので、30億塩基対のゲノム上の「住所」を数字で示すことができる。

—

DNAのメチル化

遺伝子のシトシンにメチル基が付けられることによって、遺伝子の発現が抑制される（スイッチOFF)。一方、付けられたメチル基が剥がれると、遺伝子の発現が誘導される（スイッチON)。また、クロマチンに存在するヒストンと呼ばれるタンパク質があり、これは、メチル基以外に、アセチル基、リン酸基による修飾を受ける。ヒストン修飾は、遺伝子の働きをON、OFFいずれも行うことがある。

—

エピゲノム（Epigenome）

ゲノム（設計図）の遺伝子上にメチル基などの印をつけたもの、すなわち修飾されたゲノムをエピゲノムと呼ぶ。ゲノムを修飾するメチル基、アセチル基、リン酸基の由来は何であろうか。メチル基は、S-アデニルメチオニンというアミノ酸に由来する。メチオニンは肉や魚、牛乳、小麦などに含まれる必須アミノ酸である。アセチル基は、糖や脂肪酸から作られる。リン酸基は、エネルギー源であるATPに由来する。すなわち、遺伝子の発現に関わるエピゲノムは、我々が摂取する食べ物と密接に関わっている。それゆえ、栄養の取り方によってエピゲノムの修飾が変わり、遺伝子の発現パターンが変わる。すなわち、生活習慣病の発症につながることが理解できる。

出典：
中尾光善／驚異のエピジェネティクス、
羊土舎2014

Column 6

ピーター・グラックマン
~DOHaD学説の提唱者・東の横綱

1949年　ニュージーランド生まれ。

1976年　オークランド大学 卒業。その後、アメリカに渡り、UCSF で研修。

1980年　ニュージーランドに戻り、周産期生理学の研究に着手。

1988年　オークランド大学小児科・周産期生物学主任教授、医学部長を務める。

2001年　リギンス研究所ディレクター、国立成長発達研究センター長として、DOHaD研究の世界拠点を築く。

2003～2007年
国際DOHaD学会の初代会長として、学会の基礎確立に尽力した。

2009年　ニュージーランド首相（当時）の主任科学アドバイザーとなる。ニュージーランドの医学会を代表する医師であり、さらに国際的にも著名な医師として、高い評価を受けている。

—

グラックマンは700以上の医学論文を書き、多くの本を著した。

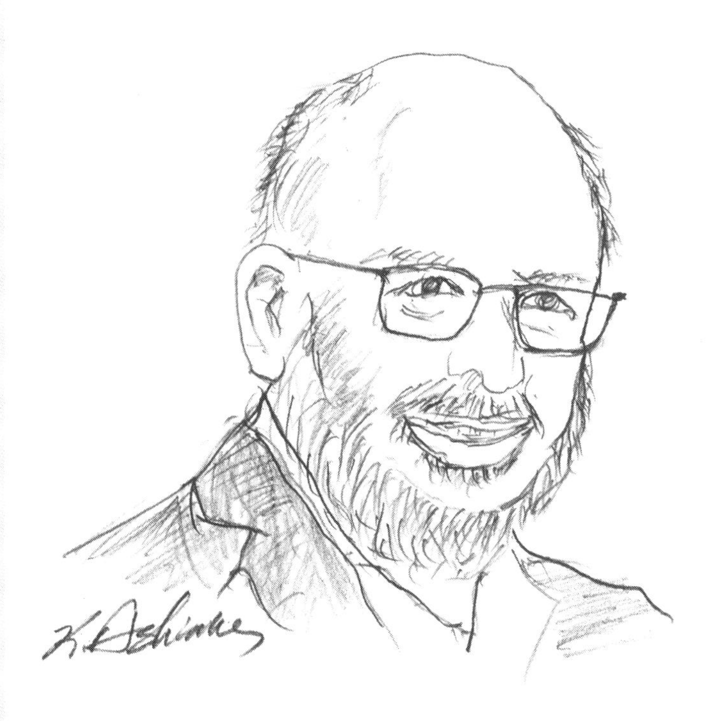

Peter D. Gluckman

Column 7

マーク・ハンソン

~DOHaD学説の提唱者・西の横綱

1974年　オクスフォード大学 セント・ジョーンズ校、動物生理学を専攻する。

1979年　同大学 生理学博士

1993年　サウザンプトン大学 胎児新生児生理学教授

2000年　同大 DOHaDセンターディレクター

2007年　同大 発達科学研究所ディレクター

現在、サウザンプトン大学医学部心臓血管研究所教授で、英国を代表する心臓血管病の研究者。

2007～17年

グラックマンの後を継ぎ、国際DOHaD学会の第二代会長を務め、学会の発展に尽力。

—

ハンソンは250以上のオリジナル論文を書き、14冊の本を著した。彼の著書は、中国語、ポルトガル語、ドイツ語などに翻訳され、国際的な知名度を誇る。日本のDOHaD学会などにも度々招かれている。私は、第3回日本DOHaD研究会後の懇親会で、ハンソンと話す機会があったが、長身で穏やかな話しぶりは、イギリス紳士のイメージ通りだった。

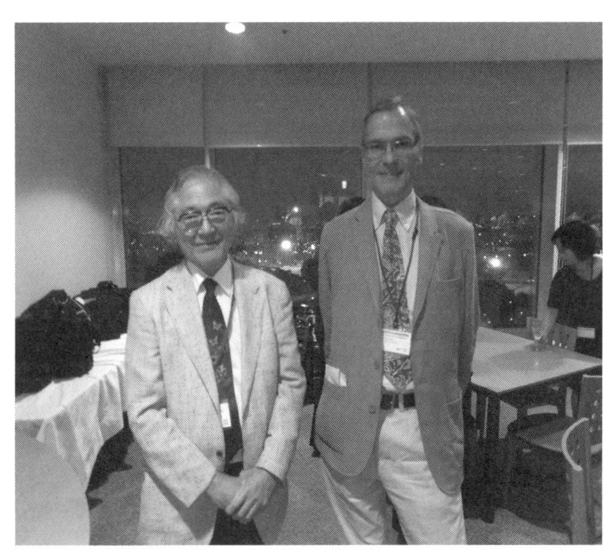

2014年第3回日本DOHaD研究会（東京）でマーク・ハンソン教授と

Column 8

DOHaDの過去・現在・未来

1942年　ウォディントン
（Conrad Waddington、英国の遺伝学者・胎児学者）
エピジェネティクスという用語を提唱。

1947年　スミス（Clement Smith、米国小児科医）
オランダの飢餓により出生体重200グラムの減少を報告。

1953年　ワトソン（James Watson、米国の遺伝学者）&
クリック（Francis Crick、英国の遺伝学者）
DNAの二重らせん構造を発表。

1958年　ナンニー（David Nanney、米国の遺伝学者）
エピジェネティクスの定義付け：
DNA配列の違いはなくても、表現形の違いをきたすメカニズムの研究

1975年　ホリデイ（Robin Holiday, 英国の分子生物学者）
DNAのメチル化が遺伝子発現制御に 重要だと提唱。

1976年　ラベリ（Ravelli）オランダ飢餓暴露胎児の出生後、
最初のフォローアップ報告

1986年　バーカー成人病胎児期起源説（FOAD）

2001年　第1回国際FOAD学会開催（ムンバイ）

2002年	オークランド大学にリギンス研究所設立。 （グラックマン）
2004年	グラックマン＆ハンソン DOHaDを提唱（Science, 2004）。
2005年	第3回DOHaD国際学会（FOADから名称変更） グラックマン初代会長（トロント）
2007年	サウザンプトン大学発達科学研究所設立（ハンソン）。
2012年	第1回日本DOHaD研究会（代表幹事:福岡秀興）
2012年	井村 裕夫「先制医療」を提唱。 『日本の未来を拓く医療 治療医学から先制医療へ』 診断と治療社
2017年	第6回日本DOHaD学会 （福岡秀興会長、研究会から学会に名称変更）

第3章

生活習慣病ツリーと長寿ツリー

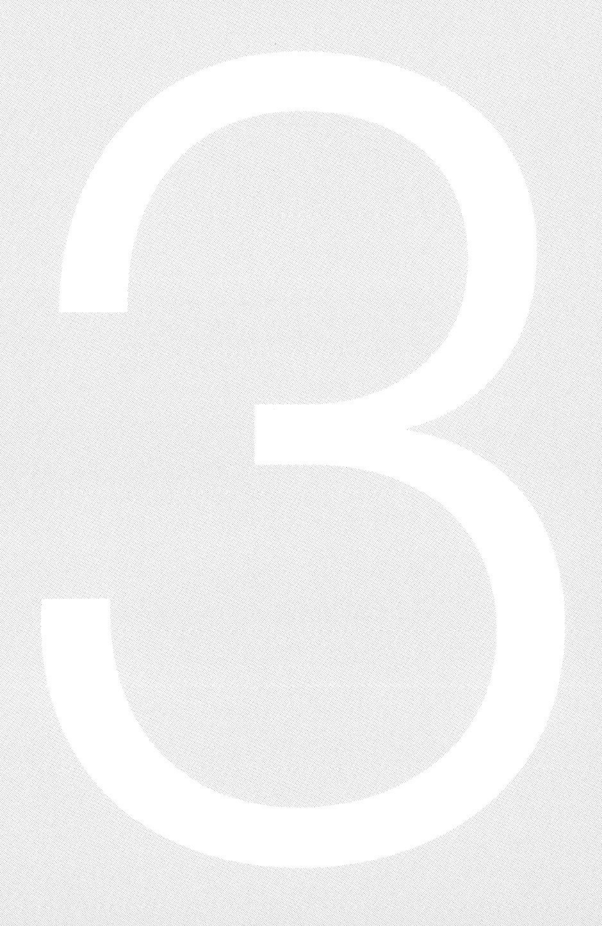

小児科医として臨床の第一線を引き、病院管理職になった頃、バーカー仮説に出会い、衝撃を受けました。私は、この学説を多くの医療関係者や一般市民に知ってほしいと考えました。そこで、この学説をわかりやすく説明するために、「生活習慣病ツリー」と「長寿ツリー」の図を考案しました。

この図は、私の講演のたびに用いており、聴衆に学説をわかりやすく説明するのに役立てています。

1 小児科臨床医としての歩み

研修医時代から勤務医の時代を経て、バーカー仮説に出会い、「生活習慣病ツリーと長寿ツリーの図」を作成するまでの小児科医としての歩みについて述べたいと思います。

私は､戦後の医学教育制度で最後のインターンであった42青医連(昭和42年卒業生の青年医師連合)の一員として、大学同期の仲間と国家試験ボイコット、大学医局非入局という活動をともにしていました。しかし、大学を出て2年、まともな研修のできない激動の時代にあって、自らの力のなさを自覚して、昭和44年(1969年)、米軍統治下の郷里沖縄へ帰りました。当時、沖縄では中部病院という200床余の病院で、ユニークな卒後研修制度が始まったばかりでした。それは、沖縄県の医師不足対策として米軍政府が主導したもので、ハワイ大学医学部から派遣された専門指導医のもとで行われたアメリカ式の研修制度でした[1]。

私は、そこで初めからやり直すつもりで、再びインターンとなりました。外科、内科、小児科、産婦人科をローテートする1年間で、私は新しく臨床小児科医としての道を見つけ出しました。さらに2年後、私はアメリカで研修をすることになります。

シカゴのマイケル・リース（Michal Reese）病院は、1881年に創設されたアメリカでも由緒あるユダヤ系の病院で、過去に偉大な研究者を多数輩出した歴史を持っています。アメリカで初めて未熟児センターが開かれたのは、この病院です。未熟児センター入り口の壁には、新生児学のパイオニアである開設者のDr. ヘス（Julius H. Hess）と彼を支えた看護師のランディーン（Evelyn C. Lundeen）の大きな銅製レリーフが飾られていました。私が、新生児医療の道に進んだのは、マイケル・リース病院で研修したのがひとつのきっかけです。

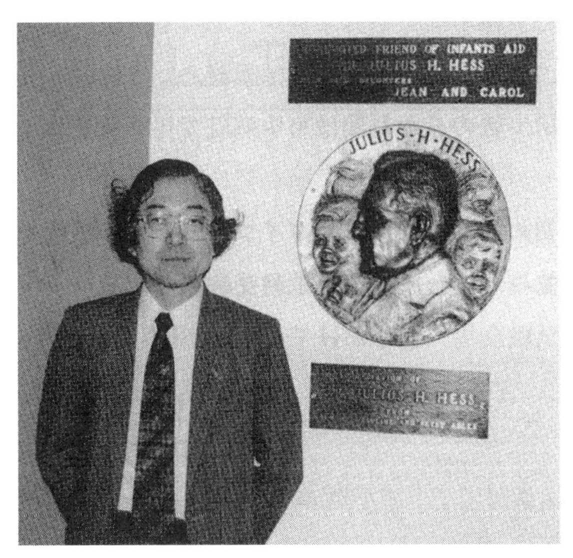

1993年マイケル・リース病院NICUを訪問した。Dr.Hessのレリーフの前で

研修医はシニアレジデント、ジュニアレジデント、インターンの3人でチームを組み、各病棟の患者を受け持ちます。インターンの仕事は早朝の採血から始まり、主任看護師との回診、スタッフとの回診、コンサルタントとの回診、入院患者の病歴取り、指示書きと多忙を極めます。当直医は、場合によっては一睡もしないで働き続け、しかも翌日は休みではなく、引き続き日常の仕事が始まります。それゆえ、30余時間もぶっ続けで働くこともありました。もちろん、今日のアメリカでは、このような過酷な研修医の労働状況は厳しく制限されています。

シカゴで先端の新生児医療を経験した私は、日本において、この領域が発展途上であると認識していました。帰国した1974年当時、沖縄県立中部病院に新生児ICUはなく、新生児用レスピレーターは1台もありませんでした。

1978年、沖縄県はようやく財政上のめどが立って、とりあえず最小限の改築をして、20床の新生児センターを県立中部病院にオープンすることになりました。

沖縄県の新生児医療の向上をめざして、私は1985年に「沖縄新生児セミナー」を始めました。第1回は那覇市で開催し、仁志田博司と中部病院から私と我那覇仁の3人が講師を務めました。第2回からは沖縄本島のみならず、石垣島と宮古島でも、同じ内容のセミナーを毎年行いました。これまで、講師として、仁志田博司、橋本武夫はじめ、日本の新生児医療のリーダーの方々を招きました。

1988年、マイケル・リース病院新生児科のディレクターで、私が研修中に指導を受けたDr.ペイトン（Paton）を中部病院のコンサルタントとして招きました。

わが NICU の設備、機器、スタッフの陣容は、マイケル・リースの充実ぶりにはかなわないが、われわれの医療が彼らより進歩している点がありました。それはRDS（呼吸窮迫症候群）に対するサーファクタント療法です。当時、日本では、岩手医大の藤原哲郎教授の元で、未熟児のRDSに対する人工サーファクタントの臨床治験が世界に先がけて行われており、中部病院もこれに参加していました。Dr. ペイトンにサーファクタント投与前後の胸部X線写真を見せた時、その劇的な効果に、彼は驚きの表情で感嘆の声をあげました。

新生児関係の学会として、1997 年に第42回日本未熟児新生児学会を主宰した時、特別公演に藤原哲郎岩手医大名誉教授をお招きし、「サーファクタント研究の過去、現在、未来」と題して講演していただきました。また、この学会のテーマを「教育」と位置付けて、新生児教育に関する招待講演とシンポジウムを企画しました。

ここで、簡単に「RDSとサーファクタント」について、説明します。

未熟児によく見られるRDSは、肺の未熟性のため、サーファクタントと呼ばれる肺胞の内面を広げる物質が分泌されません。そのため、肺胞が虚脱して酸素が取り込めなくなり、呼吸困難をきたす病気です。

胸部レントゲン写真で見ると、空気の入っていない肺は真っ白で、心臓との境界がわからなくなります。サーファクタントは成熟した肺胞で作られ、肺胞を広げ、楽な呼吸で酸素を取り込ませる働きがあります。妊娠34週あたりを過ぎると、胎児は自身の肺胞で、必要なサーファクタントを作るようになり、生まれても呼吸困難を起こすことが少なくなります。このような肺はレントゲン写真で見ると真っ黒で、空気のない真っ白な心臓との境界がよくわかります。

未熟児の真っ白な肺に、気管内チューブを通して液体のサーファクタントを与えると、短時間で空気を含む真っ黒な肺に変わります。人工サーファクタントは、牛の肺から抽出したサーファクタントを処理して、ヒトに使用できるようにしたものです。世界で多くの種類の人工サーファクタントが作られましたが、「藤原のサーファクタント」が最も優れています。人工サーファクタントは、未熟児の生存率を飛躍的に高めた「魔法の薬」といえるものです。

2　バーカー仮説との出会い

新生児科医、小児科医として、私は母乳栄養にこだわってきました。母乳栄養の利点は数多くありますが、「肥満が少ない、感染症に罹患しにくい、母子の絆が強くなり、心身ともに人工栄養児より健康を維持できる」ということでした。国立岡山病院の山内逸郎は、「新生児には母乳を飲ませなければならない」と、常に力説していました。新生児には「母乳が望ましい」ではなく、「飲ませなければならない」と新生児医療関係者を指導し、また自ら実践した山内の姿勢に、私は大きな影響を受けました。国立岡山病院は1991年に、ユニセフ（国際児童基金）から世界で初めて「Baby Friendly Hospital（赤ちゃんにやさしい病院）」に認定されました[2]。

私は当時、母乳は感染を防ぐ「赤ちゃんの最初の予防接種」として、母乳栄養の利点を講演などで語ってきました。その後、母乳栄養児は肥満や高血圧、生活習慣病の発症も人工栄養児より少ないとの論文を目にするようになりました。これを受けて、私は2000年代初めには、「母乳は生活習慣病の予防接種」と主張するようになりました。

ルーカス の共同研究者であるイギリスの栄養学者シンガール（Singhal）らは、1982〜85年にイギリスの5病院で生まれた早産児926人のうち、13~16歳までフォローできた小児について調査しました。対象児は、母乳と人工乳の哺乳量、体重、身長などの正確な記録のあるコホートです。それによると、母乳栄養群は人工栄養群に比し、平均血圧が低い[3]、血中レプチンが低い[4]、インスリン抵抗性が低い[5]、コレステロールLDL/HDLが低い[6]という結果になりました。すなわち、シンガールらは、母乳栄養児は人工栄養児に比べ、将来の肥満、高血圧、糖尿病、心血管系疾患という生活習慣病の発症が少ないと結論づけています。

わが国では小児栄養学の第一人者である板橋家頭央が、生活習慣病を予防する上で、母乳栄養の利点について述べています[7]。また、山城雄一郎らは、母乳栄養児は人工栄養児に比べ、腸内細菌叢の形成がビフィドバクテリウム優位となり、将来の肥満の低減につながると述べています[8]。

この頃、「バーカー仮説（生活習慣病胎児期起源説）」が、私の視界におぼろげながら入るようになりました。ある時、日本DOHaD学会設立の立役者・福岡秀興教授の講演を沖縄で聞く機会があり、初めてバーカー仮説の詳細に触れ、衝撃を受けました。この時、バーカーの著書『The Best Start in Life』の日本語版を紹介され、以後、この本は私のバイブルとなりました[9]。その後、福岡教授を私の勤務していた沖縄県立南部医療センター・こども医療センターにお招きして講演会を開催し、より多くの医療関係者にDOHaD学説を広めることができました。

3　生活習慣病ツリーと長寿ツリー図の作成

私は小児科医として、生活習慣病の予防を推進するために、「DOHaD学説」を広める伝道師になりたいと考えました。そのために、2005年に私が考案したのは、「生活習慣病ツリーと長寿ツリー図」です[10]。

図には、生活習慣病ツリーと長寿ツリーを並べて示しました。人の一生を1本の木に例えると、目に見えない木の根っこは胎児期、地上に出た幹は小児期、伸びた枝葉は成人期とみなします。

まず、生活習慣病ツリーを見てみましょう。木の根っこ、すなわち胎児期には、妊娠高血圧、子宮内感染、妊婦喫煙・飲酒、早産児、低出生体重児という、リスク因子を示しています。

悪い土壌には、病弱な木しか育ちません。胎児も悪い生活環境（子宮内環境）では、早産児や低体重児となり、健康な児は育ちません。子宮内環境で、特に大きな問題は、妊婦の栄養不良と喫煙です。

妊婦が十分な栄養をとらないと低体重児が生まれるのは、バーカーの指摘を待つまでもなく、従来広く知られていたことです。一方、妊婦の喫煙は、受動喫煙を含めて、胎児、新生児、幼児、小児期全般にかけて、悪影響を与えることが知られています。胎児期は流産、早産、周産期死亡のリスクが高く、また、出生体重の低下が起こります[11][12]。特に妊娠後期の喫煙は、低出生体重児のリスクが高まります[13]。また、乳児期には、乳幼児突然死症候群の大きな誘因となります。小児期にはBMI（Body mass index, 体格指数）が増加し、将来の肥満につながります[14]。

また、生活習慣病ツリーでは、出生後の栄養は人工乳、ファストフード、離乳食は「高脂肪食」になっています。生活習慣面では、虫歯が多く、遅寝遅起き、朝食欠食、運動不足などが、小児期のリスクファクターです。学童期には喫煙習慣になる子も見られます。このような生活を続けると、成人期には肥満、糖尿病、高血圧、心筋梗塞、脳卒中、精神疾患などに罹患します。ここに挙げたリスクファクターが全てある必要はなく、そのうちの幾つのリスクファクターを持つかによって、慢性疾患の種類と重症度が決まるでしょう。

一方、長寿ツリーは、胎児期、小児期に生活習慣病ツリーのようなリスク因子がありません。母親は定期的な産科管理を受け、予防接種を完了し、また、禁煙、禁酒を実行しています。その結果、正期産児で体重増加も順調な成熟児として生まれます。

出生後の栄養は母乳、離乳食は和風食で、煮物中心です。生活面では、歯磨きをよく行い、虫歯ゼロ、早寝早起きで、必ず朝食をとり、そして、よく運動をします。タバコは受動喫煙も能動喫煙もありません。このような生活習慣のもとで成長すれば、成人してからの健診でも異常値がなく、結果として健康長寿を全うできます[15]。

生活習慣病ツリーで、悪い土壌では木が丈夫に育たないと述べましたが、これに関して、甲子園の高校野球で史上6校目の春夏連覇を達成した、興南高校（沖縄県那覇市）の我喜屋優監督の著書から、「わが意を得たり」と感じた言葉を紹介します。

> 興南高校野球部が大きな花を咲かせたのは事実だ。しかし、花を咲かせているのは枝であり、枝を支えているのは、幹である。そして、すべてを支えているのは目に見えない「根っこ」なのだ。根っこは普段、土の中に隠れて見えない。つまり「甲子園優勝」が「花」な

生活習慣病ツリー

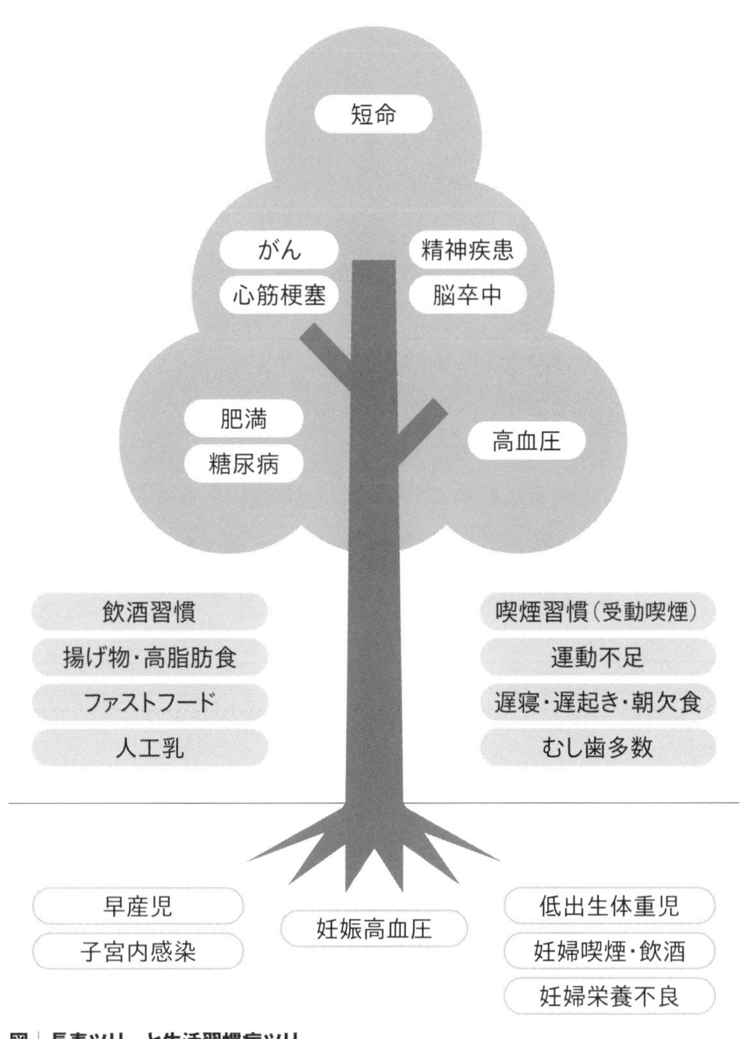

図｜長寿ツリーと生活習慣病ツリー

長寿ツリー

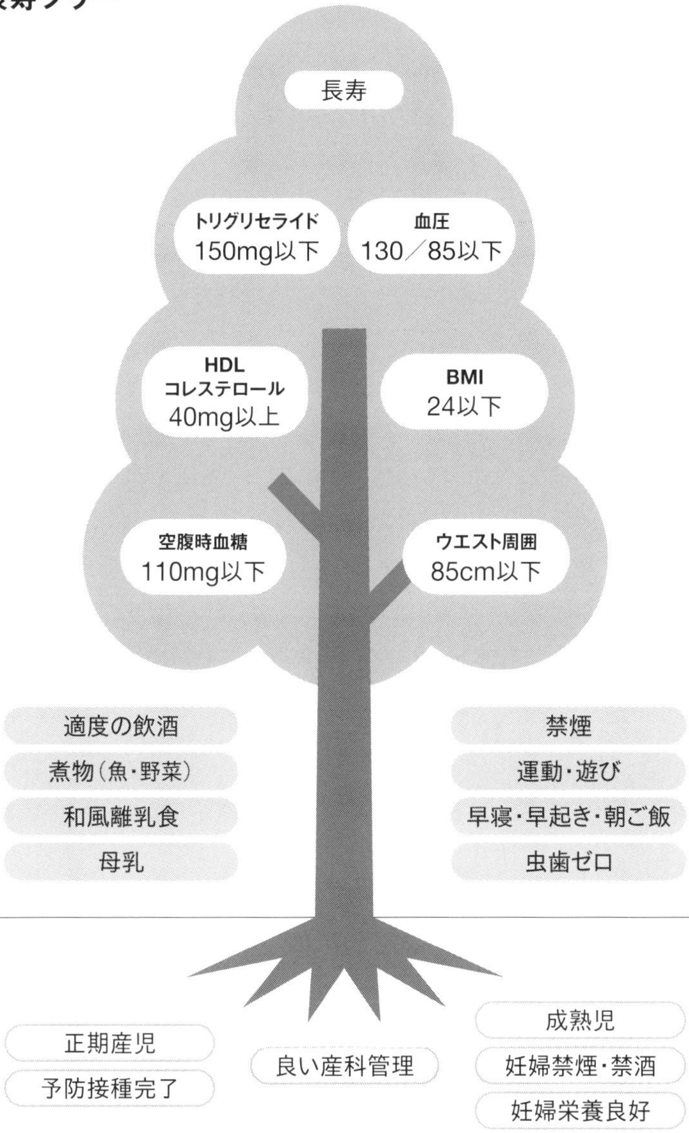

長寿

トリグリセライド
150mg以下

血圧
130／85以下

HDL
コレステロール
40mg以上

BMI
24以下

空腹時血糖
110mg以下

ウエスト周囲
85cm以下

適度の飲酒
煮物（魚・野菜）
和風離乳食
母乳

禁煙
運動・遊び
早寝・早起き・朝ご飯
虫歯ゼロ

正期産児
予防接種完了

良い産科管理

成熟児
妊婦禁煙・禁酒
妊婦栄養良好

らば、「普段の生活態度や練習」が、「根っこ」なのだ[16]。

バーカーのいう「The Best Start in Life」は、胎児期のリスク因子をなくして最良のスタートを切れば、長寿というゴールにたどり着くことを意味します。

私は講演の時に、いつも生活習慣病ツリーと長寿ツリーの図を示して説明しますが、問題は子宮内でリスクを負って生まれ、最良のスタートを切れなかった人の将来は、もう夢も希望もないのかという質問を受ける時です。

私は、この時、次のように説明します。

「子宮内で胎児に起こったリスク因子があれば、最良のスタートではないかもしれませんが、出生後に長寿ツリーに示した良い得点を重ねれば、マイナス部分はある程度カバーできます。良い食生活習慣を心がければ、生活習慣病の発症を予防したり、あるいは軽症化したりすることは可能です」

聴衆の中には、「このお話を若い時に聞いていれば、もっと良い子育てができたのに」と発言する方もいます。

私はこう答えます。「今度は、お孫さんの誕生に良いスタートが切れるよう、娘さんやお嫁さんを指導して下さい」

4 私の診た未熟児たち

私は、30年以上にわたって新生児未熟児の診療に関わり、また数多くの未熟児をフォローしてきました。初期の未熟児たちは成人し、すでに次の世代を育てるようになりました。私の記憶に残る未熟児たちの中から、ここに、二人の元未熟児を紹介します。

1 | 母親となった未熟児

私が、沖縄県立南部医療センター・こども医療センターを定年退職したのは、もう15年も前のことです。退職後3年間は医療現場を離れて、自由な時間を過ごしていました。離島の乳幼児健診に行ったり、また、声がかかれば、あちこち講演に出かけたりしていました。

中部病院の研修医出身の内科医が開業した時、医院での講演会に私を招いてくれました。この頃の私の話は、子どもの食生活、予防接種、母乳栄養、禁煙などから、「赤ちゃんから始める生活習慣病の予防」へ、テーマが移っていく頃でした。

浦添市にある医院は、職員の研修あるいは患者さん教育のための小講堂を設置し、定期的に講演会を催していました。私は20人ほどの聴衆を前に、スライドを用いて講演しました。約1時間の講演の後、質疑の時間をとっています。司会役の院長が質問を促しても、最初はなかなか聴衆から手が挙がりません。それではと、院長が質問の口火を切ると、少しずつ聴衆の中から手が挙がってきます。

幼児を抱いた若い母親は、熱心に子どもの食事と将来の生活習慣病の関連を質問していました。核心をついた質問で、母乳のことをよく勉強していることが、すぐにわかりました。

講演会が済んで、スライドの整理をしている私のところへ、母乳について質問した女性が近づいてきました。

「先生、私は中部病院の新生児ICUで、先生にお世話になりました」にこやかな笑みをたたえて、私の前に立つ幼児を抱いた小柄な女性。私を正面から見上げる瞳の輝きが印象に残りました。

「赤ちゃんができたのですね。おめでとう。何ヶ月ですか。あなたは今、何歳になりましたか」
「私は28歳です。この子は9ヶ月になりました」
「そうすると、新生児ICUができてまだ間もない頃ですね。あの頃はいつも満床状態で大変忙しい時期でした。十分なケアができなかったかもしれませんね」
　私にとって、何よりも嬉しく、また安堵するのは、未熟児が成長して健康な女性となり、結婚し、健康な赤ちゃんを生んだということでした。目の前の女性は小柄でスリムですが、これまで健康に過ごした知的な大人に見えますし、良い環境で育ってきたことがしのばれます。
「今日は、先生が母乳について講演されることを聞き、楽しみにしていました。未熟児の私も母乳で育てられましたが、私の子どもは成熟児で、母乳で育てていますよ」
「ありがとう。いい話を聞かせてくれて、ほんとうにありがとう」
「私は、先生の本を読みました。母乳が赤ちゃんにはとても大事だということを先生の本から学びました。それで、先生に、私が母乳で子育てしていることを報告したかったのです」
「そうですか。きっとお子さんは、健康な一生を送れますよ」
　この日の講演は、その出来はともかく、これまでにない満足感を覚えて帰路につきました。
　時々、あの時の母と子のことを思い出します。あの時は講演終了後の時間で、ゆっくり話す間もなく、女性の名前を聞きそびれたことが残念でなりません。子どもはもう中学生になった頃でしょうか。母の愛情を十分に受けて、健康な中学生であることは期待できます。学業やスポーツをよくし、良い友人関係を築くようになっているか、あれこれ勝手に想像をたくましくしています。

女性が読んだであろう私の著書は「赤ちゃんから始める生活習慣病の予防」をテーマにしており、特に乳児期の栄養について、母乳の大切さを強調しています。

私の講演を聴きにきた女性はきっとこのことを理解し、母乳栄養だけでなく、食生活、生活習慣を通して、健康な子作りをしてくれていると思います。

またいつか、機会があれば、このことを話し合いたいものです。

2｜タンザニアのタカ子

那覇市に隣接する浦添市には、JICA（国際協力機構）の国内拠点施設の一つ、OIC（沖縄国際センター）があります。この施設では、コンピューター、オーディオ、農業、漁業など多岐にわたる研修設備と宿舎があり、途上国から来た研修員がここで起居し、技術を学んでいます。

1995年10月から半年間の予定で、アフリカのタンザニアから来たマリロさんは、北風が丘の上の樹々を激しく揺らしていた冬の夜半に、腹痛で目覚めました。前夜、夕食後に軽い上腹部の不快感があったが、さして気にもとめず、ベッドに入ったのでした。鈍い痛みは徐々に強さを増し、間欠的に起こるようになりました。ただごとではないと考えたマリロさんは、友人に救急車を呼んでくれるようにと頼みました。救急車を待つ間にも、痛みはより強く、間隔もより短くなってきました。救急車がマリロさんを乗せてOIC を出て間もなく、予期せぬ事態が起こりました。何と、マリロさんは救急車の中で、小さな赤ちゃんを生んでしまったのです。救命救急士も運転手もパニックに陥りましたが、車は近くのアドベンチストメディカルセンターへ向けて疾駆しました。

マリロさんの赤ちゃんは、体重が1,260グラムというとても小さな赤ちゃんでした。赤ちゃんは救急車の中で冷え切って、病院到着時、体温は32℃に下がっていました。しかし、小さな命は健気にも自ら呼吸をし、間もなく皮膚はピンク色に変化し、活発に手足を動かすようになっていました。赤ちゃんはすぐに保育器に収容され、簡単な検査の後、点滴が開始されました。夜が明け、やや状態の安定した赤ちゃんは、県立中部病院の新生児ICU に搬送されました。

マリロさんは当時36歳、4人の子どもと夫を故国のタンザニアに残し、情報処理の研修のため、単身、沖縄へやって来たのでした。彼女の話によれば、自身が妊娠していることはそれまで知らず、産婦人科で診てもらったこともなかったようです。従って、正確な妊娠週数は不明でした。

マリロさんは小柄ですが、かなりの肥満体です。4人目の子どもを出産して8年も経ち、妊娠することを全く考えていなかったこと、胎児の成長が遅く、妊娠週数の割にはお腹が大きくならなかったこと、月経がないことも生理不順として、あまり気にとめなかったことなどが重なって、妊娠していることを知らなかったようです。

妊娠週数は、最終月経を元に計算しますが、これは、なかなかあてにならない場合があります。それゆえ、新生児科医は、児の外見上の特徴、神経学的所見をスコア化して、客観的に妊娠週数を評価する手段を持っています。この方法を用いて、マリロさんの赤ちゃんは33週相当と判定しました。体重が小さい割に全身状態は良く、肺機能も成熟していたのは、この評価が正しいことを示しています。

さて、赤ちゃんは車中分娩という不潔な環境での出産でしたが、一番心配された感染症はなく、呼吸状態も安定して、3日目には酸素投与を中止しました。2日目からは、栄養チューブを鼻から胃へ通して母乳を与えました。低血糖、黄疸など、未熟児によく見られるいくつかの問題はありましたが、概ね、順調に経過しました。

マリロさんは、赤ちゃんに「タカコ」という日本名をつけて、日々成長していくわが子に愛情を注ぎました。毎日面会にやってきて、保育器の中のわが子に触れたり、「タカコ」と声をかけたり、熱心に世話をしました。マリロさんが来院した時、私は彼女のそばに行って、タカコの状態を説明しました。

「マリロさん、タンザニアの病院には、タカコのような未熟児はいますか」

「いいえ、私は見たことがありません。このように小さい子は、どこも引き受けてくれません」

「ご覧のように、この新生児ICUには、タカコより小さな赤ちゃんがたくさんいますね。日本では、タカコの半分以下の500グラム未満の赤ちゃんでも育っている例がたくさんありますよ」

「先生、この病院で助かった一番小さな赤ちゃんの体重はいくらですか」

「そうですね。490グラムですね」

「本当ですか。信じられませんね」

マリロさんは目を丸くして驚きました。

これは、20年以上前の話で、最近の中部病院から退院した未熟児の最小体重は在胎22週、271グラムと聞いています。日本で救命される未熟児の最小記録はどんどん小さくなり、現在は、300グラム以下という報告は珍しくありません。

マリロさんは、わが子の治療費を払えないと心配していましたが、結局、タカコの治療費は、JICA が負担することになり、マリロさんは日本の医療に心底感謝していました。JICA の予算は国から出ていますので、タカコの医療費は日本の国が負担したことになります。

タカコは、46日目に体重が2,058グラムとなって、めでたく退院の運びとなりました。太ったマリロさんは、ベビー服の中に埋もれそうになった小さなタカコをしっかり抱いて、あふれんばかりの笑みを浮かべ、新生児ICU のスタッフに何度も手を振り、OICの職員に伴われて去っていきました。

それから5年、沖縄県の新聞の社会面に、5歳になったタカコの記事が出ました（沖縄タイムス 2001年 4月30日)。「草の根の援助 青年海外協力隊の現場から」というシリーズの報告でした。5歳のタカコが両親とソファに座っている写真で、恥ずかしそうに微笑んでいます。記事によると、タカコは元気で幼稚園に通っています。自分が日本で生まれたということは聞いていて、「なぜ日本に連れて行ってくれないの。日本に行って友達を作りたい」と、時々、両親を困らせています。将来の夢を聞くと、少し恥ずかしそうに「算数の先生になりたい」と答えました。

マリロさんは「タカコはタンザニアで生まれていたら、助からなかった。生まれたのが日本だったことを神に感謝し、お世話になった沖縄の人たちに心から感謝の気持ちを表したい」と話していました。

沖縄生まれの未熟児がアフリカの地ですくすく育っていることは、治療にあたった小児科医の一人として、嬉しく思います。将来、タカコに会う機会があれば、日本という国で、多くの人々の支えによって、タカコの命が救われたことを語って聞かせたいと思います。

5　われDOHaD学説の伝道師とならん

私は、福岡秀興教授の講演を聞いて、大きな感銘と衝撃を受け、バーカー仮説、DOHaD学説を学んだ以上、このことを多くの人々に伝えなければならないと思いました。私は院内外で、あらゆる機会を捉えて、DOHaDの講演を行っています。タイトルは「胎児・赤ちゃんから始める生活習慣病の予防」です。これまでも、「子どもの病気」、「赤ちゃんの成長・発達」、「母乳栄養の意義」、「予防接種」など、いろいろなテーマで講演してきましたが、この後は、ほぼDOHaDの理念を説く中で、「生活習慣病ツリーと長寿ツリー図」を必ず出して、子ども第一に生活習慣を考えるように訴えています。

地域の講演会、院内講演会、他院での講演会、母乳の会、県医師会主催県民公開セミナー、沖縄県小児保健協会県民公開セミナーなどでの講演をこなすうち、次第に各種研究会や学会でも、講演の機会が増えてきました。いくつか列挙しますと、沖縄県小児科医会講演会[17]、沖縄県小児科学会特別講演、日本小児禁煙研究会会長講演、日本禁煙科学会特別講演、同学会会長講演、日本DOHaD学会教育講演などです[18]。

講演を聞いた人々の中には、「長寿ツリーや生活習慣病ツリーの図」を自身の講演で使ってもよいかと尋ねる方もいますが、私はもちろん喜んでOKと答えています。

まだまだ私個人は微力で、社会にこの理念を広げるには「日暮れて道遠し」の感ですが、全ての役職を離れてフリーになった今、私なりに「学びと伝道」を地道に続けていきたいと考えています。

Column 9

ジュリアス・ヘス

米国新生児学の父(1876–1955)

1876年　イリノイ州オタワにて出生。

1899年　ノースウェスタン大学医学部卒業。

1900～1910　ヨーロッパ旅行でクレーデやブダンに会い、影響を受ける。

1913年　イリノイ大学小児科教授に就任。

1922年　サラー・モリス病院（マイケル・リース病院）にアメリカ初の未熟児室を開設。

—

看護師のイヴリン・ランディーンとともに、30年間に9,022人の未熟児をケアし、生存率は73%であった。ケアの要点は、現代のNICUでもスタンダードである❶出生直後からの体温管理、❷母乳栄養の推進、❸厳格な感染予防対策、❹ミニマルハンドリング。

シカゴ市全域で未熟児の出生報告・搬送システムを構築した。

ヘス式搬送用保育器の製作（1922年）、ヘス式保育器の製作（1934年）。

著書『未熟児と先天異常児』出版（1922）。

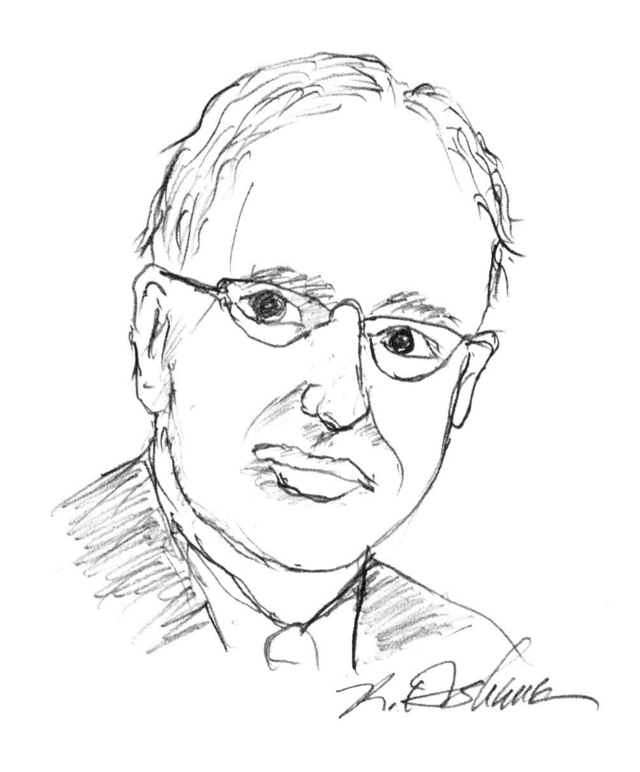

Julius H. Hess

第4章

DOHaD学説から見た戦争と飢餓

4

20世紀にはいくつもの世界的規模の戦争が起こりました。第2次世界大戦におけるオランダの飢餓（Dutch Famine）、レニングラード包囲戦（Leningrad Siege）などで、飢餓にさらされた集団が長期的にどのような健康被害にあったか、多数の疫学研究が報告されています。わが国で唯一、凄惨な地上戦のあった沖縄では、戦中戦後、住民は長期にわたって飢餓と低栄養状態に置かれました。当然、日本各地でも戦争の被害はあり、戦前、戦中、戦後を通して食糧危機にさらされました。中でも、沖縄県は地上戦とその後の米軍統治が長く続いた特殊な地域で、このことは第5章で述べます。

21世紀の現在でも世界各地で戦争があり、多くの子どもたちが飢餓にさらされて成長します。DOHaDの視点から、戦争と飢餓が子どもたちのライフサイクルと社会に与える影響は、極めて大きいものがあります。

表1｜20世紀の飢餓｜Quasi-experiment（疑似実験）

Ukrainian Famine（1932〜1933）	ウクライナ飢餓
Holocaust（1939〜1945）	ホロコースト
Leningrad Siege（1941〜1944）	レニングラード包囲
Dutch Famine（1944〜1945）	オランダ飢餓
Chinese Famine（1959〜1961）	中国飢餓
Nigerian Famine（1967〜1970）	ナイジェリア飢餓

Vaiserman AM:Early-life nutritional programming of type 2 diabetes: Experimental and quasi-experimental evidence. Nutrients 2017;9:236

DOHaD理論を裏付けるために、母体に栄養制限を行う動物実験は数多くありますが、ヒトに対して、このような実験は許されません。しかし、歴史的に起こった戦争や大飢饉による飢餓を、擬似実験（Quasi-experiment）として捉えた研究があります。以下に、20世紀の代表的な事例を示します（表1）[1]。

1　オランダ飢餓（Dutch Famine, 1944~1945）

テッサ・ローズブーム（Tessa Roseboom アムステルダム大学教授）はオランダの飢餓に対して、多くの報告をした研究者ですので、その総説に基づいて、説明します[2]。

1944年9月14日、連合国軍はナチスドイツ軍占領下のオランダに進攻しました。これまで、ノルマンディー上陸以来、短時日のうちにフランス、ベルギーを突破した連合軍に対して、ドイツの降伏は間もないと考えられていました。しかし、ライン川にかかるArnhemの橋の確保に失敗し、進攻が止まりました。

この時、ロンドンにあったオランダ亡命政府は、オランダの鉄道会社にドイツ軍に対して物資輸送の協力をしないよう、ストライキを呼びかけました。これに対する報復として、ドイツ軍は、全ての食料の運搬を停止させました（1944年11月早期）。この時、水路による食料の運搬は認められたのですが、この年は、極寒の冬で運河が氷結したため、東部の農村地帯から西の都市部へ食料を運ぶことができなくなりました。このため、オランダ西部地域は、急速に食料難に陥ったのです。

食料の配給量は次第に制限が強くなり、市民の摂取カロリーは、次のように減少しました。ドイツ軍侵攻前の1943年12月は1,800カロリーでしたが、1944年10月1,400カロリー、侵攻後の1944年11月1,000カロリー、その後、400～800カロリーと急減し、それが1945年まで続きました。5月の終戦でオランダは連合国軍により解放されました。すぐに食料援助が再開され、6月には住民の摂取カロリーは2,000カロリーに上昇しました。それゆえ、深刻な饑餓期間は1944年11月から1955年4月までの6ヶ月間とされます。

この「オランダ冬の飢餓」として知られる事件は、人体に対する「飢餓実験」と考えられ、これまで、おびただしい数の研究報告がなされました。特に妊娠中の母体の栄養障害によって、胎児、新生児に起こった病態、そしてこれらの児が成長して罹患した病態が明らかにされました。

以下に、その代表的な論文を紹介します

飢餓期間は、1945年5月初めに終わり、直ちにイギリスとアメリカから医療調査団が送られました。ハーバード大学の小児科医 クレメント・スミス（Clement Smith）は、ロッテルダムとハーグの新生児の調査を行いました。その結果、妊娠中、飢餓にさらされた母体から生まれた児は、そうでない児に比べて出生体重が200グラム少ないことを報告しました[3]。

1976年、胎児期の飢餓に暴露されたコホートのフォローアップについて、初めての報告がありました[4]。19歳で軍隊に入隊する300,000人を対象に、出生前から出生後早期の栄養状態が、その後の肥満に関係するという仮説について調査しました。結果は、妊娠早期の飢餓では肥満率が高く、妊娠後期の飢餓では肥満率が低かったのです。

妊娠後期は、脂肪組織が発達する時期であり、この時期に低栄養状態にさらされた児は、脂肪細胞が増えず、のちの肥満になりにくいと考えられます。一方、妊娠早期の低栄養は、下垂体の食欲中枢の機能発達を障害します。そして、出生後に豊かな食事環境で成長すると食欲が増し、過剰な脂肪を蓄積して肥満になると考えられました。

ローズブームらが追跡した「オランダ飢饉出生コホート研究（The Dutch famine birth cohort study）」2,414人について、50代に検診を行なった結果を報告しています[5][6]。

胎児が飢餓にさらされた時期を3期に分けて検討すると、それぞれに起こった長期的な影響は以下の通りです。妊娠早期の飢餓は、胎児の発生が急速に進行する時期なので、もともと影響が大きいのは当然だと考えられます。また、これらの異常は出生体重には関係なく起こります。

妊娠早期:耐糖能低下、脂質代謝異常、肥満（女性のみ）、血液凝固能異常、ストレス感受性亢進、心臓冠動脈疾患、乳がん

妊娠中期：耐糖能低下、微小タンパク尿、閉塞性気道疾患

妊娠後期：耐糖能低下

さらに、以下のように補足説明されています。

❶ 耐糖能の低下と、高インスリン血症は、妊娠早期から後期まで低栄養に暴露された全ての児にみられた。

❷ 腎機能に関して、妊娠中期の低栄養は微小タンパク尿が3.2倍に、クレアチニンクリアランスは10%増加した。これは、妊娠中期にネフロンが急速に増える時期に相当し、この時期に腎機能の発達が抑制されたためである。

❸ 妊娠中期は気管の発達が進む時期なので、この時期の栄養障害は、

成人後、閉塞性肺疾患やアレルギー疾患になりやすい。

❹ 早期暴露群に心血管疾患、脂質異常が多くみられる。また、乳がんの罹患率が5倍となる。

❺ 高血圧は、低体重児に多く見られた。

オランダの飢餓では、身体的疾患だけでなく、精神的疾患についても多くの報告があり、これは見過ごせない大きな健康上の問題です。胎児の栄養障害が脳の発達を妨げ、精神疾患、反社会的行動、また、神経系の先天異常が増えることが報告されています[7][8][9][10][11]。

2　ウクライナ飢餓（Holodomol 1932~1933）

ホロドモールとはウクライナ語で、ホロド（飢饉）とモール（苦死）を合わせた言葉です。旧ソビエト連邦の穀倉地帯であるウクライナは、スターリンの農業集団化政策の破綻により、凶作となりました。しかし、ソ連政府は住民が飢饉で苦しむ中、ウクライナで生産された農作物を外国への輸出に向けました。その結果、400～1,450万人のウクライナ人が餓死しました。ロシアの国益のために見捨てられたウクライナ人は、このホロドモールをジェノサイドであると主張しています。ちなみに、ホロドモールをジェノサイドとして認めている国は、ポーランド、ハンガリー、エストニア、リトアニア、ラトビア、ジョージアなど旧ソ連邦諸国をはじめ、アメリカ、カナダ、オーストラリアなど世界15カ国以上に上ります。

ホロドモールに関して、2型糖尿病患者の発生率を調査した報告があります。対象は1930～1938年に出生した1,421,024人中、40歳以上で2型糖尿病と診断されたのは43,150人です。対象者は飢餓期間の前、最中、後に生まれた人々が含まれます。

2型糖尿病の発生率オッズ比は、飢餓のない時を1.00とすると、中等度の飢餓は1.26、重度飢餓は1.47で、飢餓の程度が重度なほど糖尿病発生率は高いことが示されました[12]。

オッズ比とは、疫学用語で、二群間の病気のかかりやすさを比較したものです。1は2群間に差がなく、数字が大きくなるほど、病気にかかりやすいことを意味します。

1991年、旧ソ連邦の解体によって独立国となったウクライナは現在、西ヨーロッパ諸国との関係を深め、ロシアと対立している構図は、改めて、このような歴史的な事件を想起させます。

2022年2月24日、ロシア軍はプーチン大統領の命令で、ウクライナに侵攻しました。圧倒的な軍事力を有する大国ロシアが数日でウクライナを占領すると予想されましたが、ウクライナの民衆はロシアに反撃し、半年経った執筆時点でも戦局の帰趨は予測できず、ロシアとウクライナの戦争は長期化すると考えられています。20世紀のホロドモールから21世紀のウクライナ戦争へと、90年を経てウクライナの人々が新たに経験する苦難は、言語に絶するものです。

また、この戦争により多くの命が失われ続けていますが、戦争による飢餓で、これから生まれてくる子どもたちの将来の健康が危機にさらされるのは、これまでのDOHaD研究から予想され、暗澹たる気持ちになります。

3　中国大躍進政策による飢餓（Chinese Famine 1958～1961）

1958～1961年、毛沢東の主導により進められた中華人民共和国の農業と工業の大増産政策の失敗により、1,000万人とも4,000万人ともいわれる餓死者が出ました。

時は第二次大戦後、二大国となったアメリカとソ連の対立が激しくなりつつありました。ソ連のフルシチョフ第一書記は、ソ連が農工業の生産高で15年以内にアメリカに追いつくと宣言しました。毛沢東はフルシチョフに影響されて、当時の世界第2位の経済大国イギリスの農工業生産に15年で追いつくと宣言し、国民に過大なノルマを課したのです。しかし、社会的インフラがほとんど整備されていない中、農業生産力は著しく低下し、大飢饉になったのです。なお、その後の中国社会について付け加えますと、この大躍進政策の失敗を認めた毛沢東は国家主席を辞任し、劉少奇や鄧小平が実権を握りました。しかし、後に文化大革命を経て、毛沢東は復権しています。

さて、大躍進政策後の飢餓と糖尿病発症との関連を示した報告があります。1954～1964年に出生した7,874人の成人についての2002年の調査で、非暴露群（飢餓にさらされなかった群）の高血糖発症率2.4%に対して、暴露群（飢餓にさらされた群）のそれは高く、胎児期5.7%、早期小児期3.9%、中期小児期3.4%、後期小児期5.9%でした。また、胎児期低栄養の程度によるオッズ比は、軽度0.57、重度3.92でした。さらに、出生後に欧米型高カロリー食事にさらされた場合、7.63と高くなりました。

結論として、胎児期に飢餓にさらされた者は、成人してから高血糖のリスクが高くなりました。また、出生後に過栄養の環境で育った場合は、さらに高血糖の割合が高くなりました[13]。

4　レニングラード包囲戦 (Leningrad Siege 1941〜1944)

第2次世界大戦の独ソ戦の最大の山場であったレニングラード包囲戦は、両者の戦力が拮抗し、900日近い持久戦になりました。レニングラードは当時、320万人の人口をかかえるソ連邦第2の都市で、最大の兵器生産地でしたので、ヒットラーは、独ソ戦でレニングラードの占領を最優先と考えていました。

ナチによるレニングラード包囲作戦で約100万人が餓死しました。この間に生まれた赤ちゃんの出生体重が約500〜600グラム減少したと報告されています[14]。

胎児の栄養低下は成人後の脂質、糖代謝、高血圧・心臓病などに影響がなく、オランダの飢餓とは異なる結果となりました。低栄養は、出生前だけでなく出生後も持続し、小児期全体に及ぶ栄養不良が続いたことがその理由と考えられています。いわば、子宮内環境と予測した出生後の栄養環境がマッチしたと考えられます。

クーピル（Koupil）らは、1941〜1944年に小児期から思春期にあった5,634人を、2005年まで長期的にフォローし、心血管疾患のリスクを調査しました。その結果、女性は6〜8歳時、男性は9〜15歳で飢餓のピークにあった者はコントロール群に比して、高血圧が女性で8.8倍、男性で2.9倍もありました。

虚血性心疾患は、男性で6〜8歳の飢餓群に多く、脳血管疾患は、男性で9〜15歳の飢餓群に多いことがわかりました。小児期、思春期に激しいストレスや飢餓に暴露された者は、長期的に高血圧、循環器疾患が増加すると報告されています[15]。

5 ナイジェリア飢餓（Nigerian Famine 1967～1970）

ナイジェリアの内戦に伴う厳しい飢餓で、150万人が死亡しました。戦闘による死者は約10%で、大多数は飢餓による死亡といわれます。飢餓と高血圧、2型糖尿病、肥満との関係を報告していますが、対象は内戦の前、中、後に生まれた成人1,339人です。胎児期に飢餓にあった群が、飢餓後に生まれた児よりオッズ比が、高血圧で2.87、高血糖で1.65、肥満で1.41と高くなりました。

この研究の欠点は、出生体重が測定されていないことと、飢餓が胎児に与えた影響か乳児に与えた影響か区別できないことで、著者らは、中国の飢餓研究と同様な弱点であるとしています。胎児期・乳児期の飢餓を経験した40歳のナイジェリア人は、高血圧、糖尿病、肥満の罹患率が高いと結論づけています[16]。

第5章

太平洋戦争と沖縄

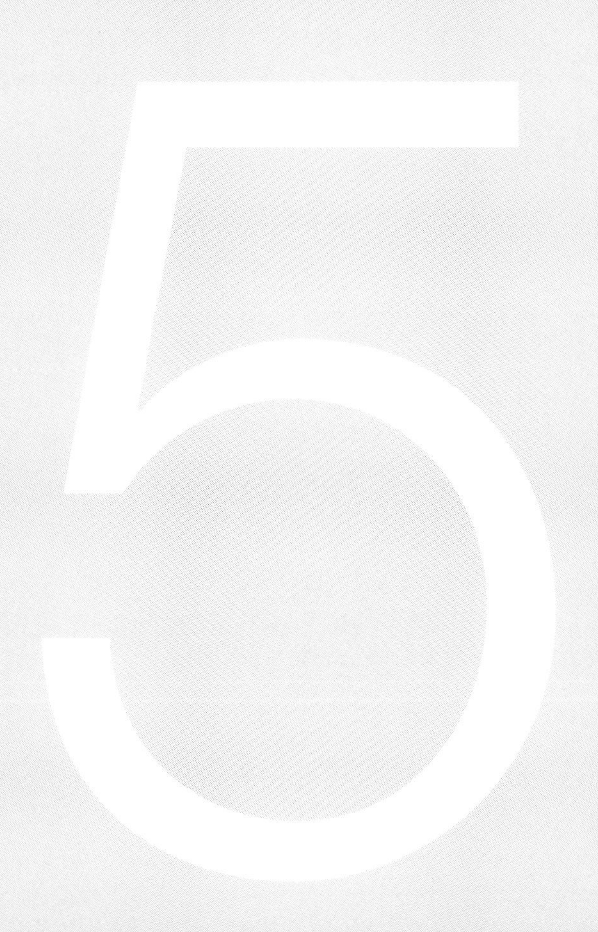

前章で、過去の戦争や大飢饉による飢餓が、多くの人々を死に至らしめただけでなく、生き残った人々に生活習慣病を引き起こしたことを述べました。日本も太平洋戦争で多くの死者を出し、また、戦中戦後の栄養不良で国民が苦難の道を歩みました。戦後、いち早く復興した日本の中で、沖縄は米軍支配下にあり、全国とは異なる道を歩みました。長期にわたる栄養不良の時期を経て、アメリカの食文化の影響で、肥満、糖尿病など生活習慣病の蔓延する地域となりました。現在、日本全体をみても、食の欧米化から生活習慣病が増えてきましたが、沖縄は日本の状況を約10年先取りした「生活習慣病先進県」と、私は考えています。

2018年の第7回日本DOHaD学会（山城雄一郎会長）で、私は会長の要請により、「日本のDOHaDの原点は沖縄にある」という教育講演を行いました。ここに、その概要を示します。

1　沖縄の地上戦

太平洋戦争中、わが国で唯一地上戦が行われた沖縄県では、20万人余の戦死者がありました。このうち沖縄県民の死者は約15万人で、県民の4人に1人は死亡したことになります。

以下に、総務省の「沖縄県における戦災の状況」から簡潔にまとめてみました。

沖縄県は、太平洋戦争における地上戦終焉の地であり、また県全域（沖縄本島、周辺離島ー慶良間、伊江島、宮古島、石垣島）が戦場となった。

一般県民を巻き込んだ熾烈な戦闘が展開され、軍民合わせて20万人余が死亡した、また財産、文化遺産が失われた。これは地上戦だけにとどまらず、学童疎開（対馬丸遭難など）、県外（九州、台湾）への県民疎開による死亡を含む。空襲（10・10空襲）では、那覇市のみならず、地方まで爆撃された。県民が戦争に駆り出され（学徒隊、防衛隊）、また、戦争マラリアによる死亡など、日本本土ではみられない戦争被害を被った。

地上戦の展開

日米両軍の総力戦の死闘。米軍は物量作戦によって、空襲や艦砲射撃を無差別に加え、おびただしい数の砲弾を打ち込んだ。「鉄の暴風」は、約3ヶ月に及び、沖縄の風景を一変させた。

1945年3月26日、慶良間諸島上陸後、4月1日には、北飛行場（読谷）と中飛行場（北谷）に上陸した。4月3日には早くも本島を横断し、東海岸に至り、沖縄本島を南北に分断した。

北部侵攻は、4月13日、本島最北端の辺戸岬制覇、4月20日、本部半島制覇、4月21日、伊江島制覇（4,700人死亡、うち一般住民1,500人）と、短時日に進められた。

中南部侵攻は、4月6日頃から40日間かけて、宜野湾・浦添攻防戦を実施、5月11日に安里シュガーローフ、運玉森を総攻撃した。首里軍司令部攻防ののち、日本軍は5月下旬に南部へ撤退開始。

南部侵攻は、最後の激戦地となった。圧倒的な火力を有する米軍の掃討作戦により、敗走する日本の守備軍と中南部からの避難民の入り乱れる戦場と化す。米軍は艦砲射撃、爆撃、火炎放射器などあらゆる近代兵器で攻撃した。

6月23日、牛島中将が自決し、沖縄における日本軍の組織的戦闘は終了した。これは日本本土の終戦の約2ヶ月前のことである。

収容所から故郷へ

終戦後、一般住民は民間収容所に、軍人は捕虜収容所に収容されました。収容所では、割り当てられた区画に、テント小屋や掘っ立て小屋を建てました。食糧や衣服、医薬品が米軍から配給されましたが、栄養失調、マラリアで多数の死亡者が出ました。

1945年10月末、収容所から旧居住地への移動許可が出て、1946年4月までに、約325,000人が故郷へ戻りました。

沖縄各地に配給所が設置され、食糧・衣料が配給されました。住居は、茅葺、テント小屋、のちに規格住宅という戦後復興住宅が建築されました。

この頃、私は3歳になっていたので、当時の状況が断片的な記憶として残っています。記憶の最も早い時期は、ほこりっぽい道路脇の掘っ立て小屋で、芋を煮る匂いとかまどの煙が漂っていた情景が、おぼろげに浮かんできます。食料は配給制だったので、通知表のようなカードを持って、大人たちが配給所の前に並んでいました。家族の人数によって、配給量が異なっていたようです。米軍払い下げの飯ごうや食器、またコーラの瓶を加工したコップなど、日々の生活はアメリカ軍の物資に囲まれていました。

祖父を惣領とする私の家族は、一時、13人という大家族でした。父の兄弟4人のうち、父を含め3人が戦死したので、叔母やいとこ達とともに大家族を構成していたのです。

時の経過とともに、住む家が茅葺き屋根からセメント瓦、そして赤瓦の木造へと変わり、また、住む場所も何度か変わりました。昭和20年代の小学校は茅葺き屋根で、教室内は土間の上に、小さな木造の机が並んでいました。これらは、米軍払い下げの木材で作られたものでした。

クリスマスの頃、アメリカの兵隊さんたちが、軍用トラックにプレゼントを積んで、学校へ慰問に来ました。目の覚めるような色彩の包装紙に包まれたアメリカのお菓子を手にして、アメリカという国の途方もない豊かさを、子ども心にも感じたものでした。

その頃の緑の少ない荒涼とした故郷の風景は、現在、戦乱のさ中にあるアフガニスタンやアフリカの国々の風景と重なります。いつの時代も、戦争は人々の命を奪い、故郷の社会や自然、文化を破壊するものだと改めて思います。そして、戦争に遭った人々の健康を損なうだけでなく、その後何世代にもわたって子孫の健康障害を起こすことを考えると、暗たんとした気持ちになります。

2 戦前の沖縄県民の食生活

沖縄県は長く長寿県として知られ、その食生活が注目されてきました。沖縄県民の食生活の変遷を見ると、戦前は主食が芋で、タンパク源として豚肉を食べていましたが、全般的に、慎ましい食生活でした。当時、県民の多数を占める農民は、朝、昼、晩と三度の食事は、ほとんどさつまいもと野菜の味噌汁という貧しい食生活でした。1日3キロから5キロの芋を食べていたそうです。野菜はさつまいもや豆の若葉、ゴーヤー、ヘチマ、大根、人参、ふだんそう、はんだま、よもぎ、にがな、野草など、本土とは異なる亜熱帯の植物でした。

さらに、海の野菜として、種々の海藻類が日常の食卓に上りました。例えば、昆布、もずく、ヒトエグサ、テングサなどです。昆布は沖縄近海ではとれませんが、琉球王朝時代に北海道の昆布が沖縄を介して中国との貿易品として用いられていた頃から琉球料理に取り入れられ、今日でも、昆布の消費量が多い県ということになっています。豚肉料理との相性が良く、だしをとる昆布ではなく、食べる昆布として県民の食に必須のものです。

タンパク源としては、中国から渡来した豚肉が最もよく用いられます。豚肉は日常の食卓に上るものではなく、行事やお祝い事など、ハレの日に食するものでしたが、沖縄には季節の節目に行う行事がたくさんあります。ふだんの主食に芋ばかりではなく、時には、豚一頭を潰して、近隣の人々と分かち合う習慣がありました。貴重な動物性タンパク質として、豚は鳴き声以外は全て食べると言われるくらい、頭のてっぺんから足の先まで、また、皮膚、内臓や血液まで、様々な保存方法を考えて、大事に用いました。植物性タンパク質として、豆腐は日々の食卓に上っています。日本本土の豆腐と異なって、沖縄の豆腐は硬く、料理をしても崩れにくいのが特徴です[1][2][3]。

3　戦後のアメリカンフードの蔓延

終戦後は長らく米軍の施政権下にあり、食料、生活物資の配給、医療などあらゆる面で米軍の統制下にありました。農村は壊滅的な被害を受け、また米軍に土地を接収されたため、農業も制約を受けました。それゆえ、本土のように、物資の比較的豊かな農村へ、買い出しに行くこともできませんでした。

以上より、戦後の沖縄の食糧事情は、日本本土より劣悪であったと考えられます。しかし、物資の乏しい10余年の時を経て、やがて、アメリカの食品が多量に流入するようになりました。沖縄の通貨がB円と呼ばれる軍票から、米ドルへの転換が行われた1958年以後、日本円より価値を高めた貨幣を得て、多くの物資を輸入することが可能になりました。それによって栄養面では飛躍的に改善しましたが、一方で高脂肪食という食事のアメリカ化が起こりました。

ポークランチョンミートなどの加工豚肉缶詰は、従来の豚肉に変わって、手軽にゴーヤーチャンプルーや豆腐チャンプルーなどの伝統料理に用いられるようになりました。元々、沖縄の料理では,豚肉は茹でて油を落としてから調理するのですが、ポークランチョンミートはひき肉にたっぷり脂肪を混ぜた加工食品です。食べ慣れると、この脂肪分が旨味として感じられるようになり、病みつきとなります。今日、このポークを用いた新たなる食品として「ポーク卵おにぎり」が、観光客や若者の人気を集めています。米軍基地の集中する沖縄本島中部地区には、アメリカンスタイルの大きなハンバーガーやフライドチキン、サンドイッチを売る店が多く、ここではタコスのひき肉をご飯にのせ、チーズやレタスをかけた「タコライス」という、新たなる人気ファストフードも誕生しています。

1963年、日本初のファストフード店（A&W）が登場したのは、沖縄でした[4]。

私が学生時代に帰省した時、仲間とドライブスルーのA&Wでハンバーガーやルートビアを飲食したのも、楽しい思い出になっています。

東京銀座の三越にマクドナルド1号店ができたのは1971年でしたが、この頃、沖縄には先発のA&Wの店がいくつも展開していました。今日、アメリカ発のマクドナルドだけでなく、日本発祥のファストフード店が全国に展開し、食文化のアメリカ化が急速に進みました。戦後、日本本土から切り離され、日本の発展から取り残された沖縄は、食文化のアメリカ化により、肥満、生活習慣病蔓延県になりましたが、今、日本全国が沖縄の歩んだ道を進んでいると思います。

4　急速な肥満化が進む

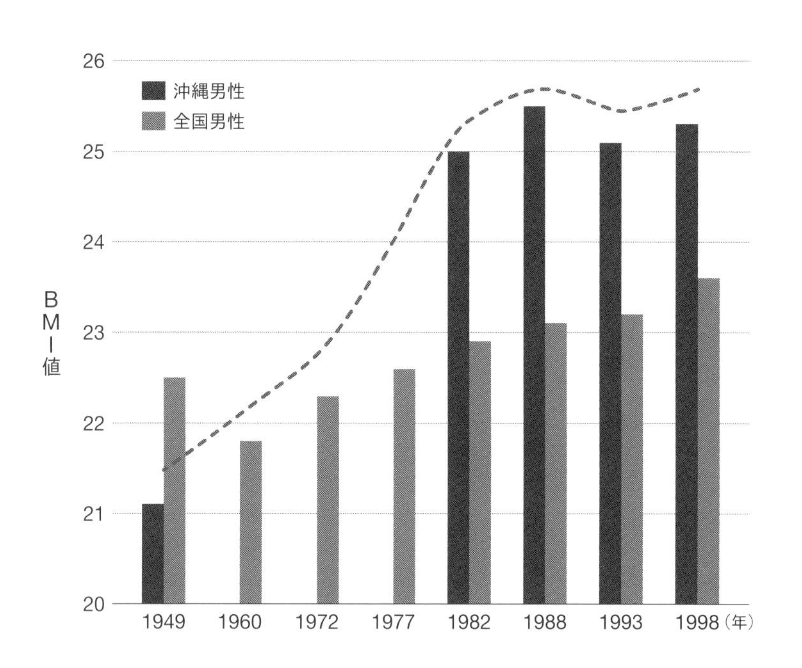

図1｜全国と沖縄の40歳代男性の平均BMI値の年次推移

（等々力英美ら、2012から一部改変）

出典：小児科診療 2018;67:1317–1321

図1は、全国と沖縄の40代男性の平均BMI の年次推移を示したものです。1949年はGHQ／SCAP（連合国軍総司令部）による測定が残っていて、沖縄県のBMI は全国より低く、県民の栄養状態が悪かったことを示しています。その後、沖縄県の1960～1977年のデータは欠落しています。しかし、日本復帰後の1982年のデータでは、すでに全国値を大幅に凌駕しています。

図に破線で示したように、1960年以後、急速に県民の肥満化が進行したものと推測されます。この時期は、戦後15年を経て、脂質の摂取量が高まった時期に一致します。

脂肪エネルギー比率が25%を超えたのは1960～1970年の間で、日本本土より10年早く県民のBMIは急速に上昇しました。1985年まで平均寿命が男女ともに日本一の長寿県と言われた沖縄は今、日本一の肥満県となり、長寿県の看板を下ろす事態になっています[5]。

5　学校給食と子どもの体位

戦後、日本本土における学校給食は、早くも1947年（昭和22年）に、民間慈善団体のララ物資を利用して始まりました（LARA, Licensed Agencies for Relief in Asia, 1947～1953アジア救援公認団体）。1949年には、ユニセフ（United Nations Children's Fund, UNICEF, 国連児童基金）から贈られた脱脂粉乳が用いられました。1952年には、アメリカ合衆国から小麦粉が贈られ、パン完全給食が始まっています。1954年には、学校給食法が施行されました[6]。

一方、沖縄の学校給食は本土より遅れて、1954 年にリバック物資（RIVAC、Ryukyu Islands Voluntary Agency Committee, 1953～1972年、

琉球列島奉仕委員会）によるミルク給食が始まり、1960年にはパン給食が始まりました。1962年に琉球学校給食法が施行されています。

私の体験を語ると、中学1年生であった1955年は、毎日、母の作ったささやかな弁当を持って登校しましたので、学校給食の経験はありません。ただ、小学校の頃、脱脂粉乳というとてつもなくまずいミルクを飲んだ記憶はあります。これがララ支援物資の給食ミルクだったのでしょう。

以上の経過を見ると、米軍占領下の沖縄の学校給食は本土より遅れ、戦後10年は学童の低栄養状態が続いたと考えられます。しかし、学校給食が実施され、また、市場にアメリカの物資が大量に流入し始めた1960年以降は、県民の食生活が高脂肪食となり、学童のエネルギー摂取率は著しく改善しました。

1962年から1974年の学童の体重の伸びは日本本土より大幅に大きく、11歳男児で2.5キログラム、女児で3キログラムの体重増加が見られました。この期間は、脂肪摂取エネルギー比率が高まった栄養転換の時期と一致します[5]。

6　長寿県の崩壊

厚労省が5年ごとに発表する全国都道府県の平均寿命で、かつて、沖縄県は日本一の長寿の座にありました（男性は1975年から1985年まで、女性は1975から2005年まで）。しかし、近年、長寿県の座から転落し、2015年には男性36位、女性7位となり、続落傾向は今後とも続くと予想されています[7]（図2）。

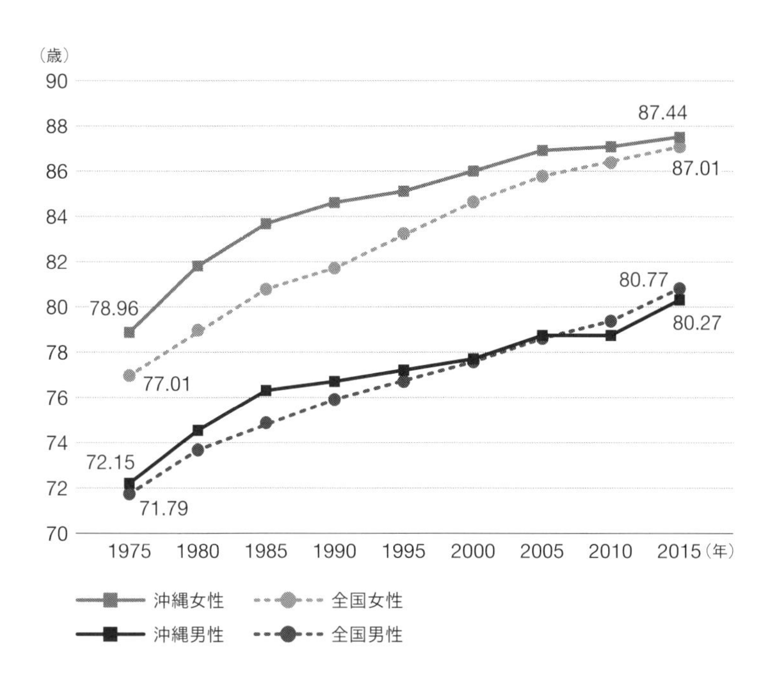

	1975	1980	1985	1990	1995	2000	2005	2010	2015（年）
男性	10	1	1	5	4	26	25	30	36
女性	1	1	1	1	1	1	1	3	7

図2｜沖縄県・全国の平均寿命の推移及び都道府県別順位

（1975~2015）

出典：小児科診療 2018;67:1317–1321

その理由は太平洋戦争による社会経済体制、食生活文化の変化に影響されていると考えられます。第4章で海外の戦争と飢餓について述べましたが、DOHaDの視点から、沖縄の平均寿命について考えてみたいと思います。

図3は沖縄県男性と全国の年齢階級別死亡率の推移を、全国男性との比較で示しています[8]。

ある期間の全国の死亡率を1として、この基線を下回れば、沖縄県の死亡率は低く、上回れば高くなります。2003～2009年の全国調査で、沖縄県の男性は、1944年以前の出生者である65歳以上はグラフが下向きで、全国平均より死亡率が低いことがわかります。この世代は、戦前生まれの人々です。一方、64歳以下の戦後生まれの世代は、グラフが上向きで、全国平均より死亡率が高いことがわかります。

戦後生まれの世代でも、35～49歳（1959～1974年生まれ）の世代が最も対全国の死亡率が高い。すなわち、戦後14～29年後（昭和34～49年）に出生した世代の死亡率が最も高いのです。これは、アメリカから高脂肪の加工食品が大量に輸入された時代に育った世代です。

ここに述べたことは、あくまで沖縄県と全国の同世代の比較です。言い換えれば、わが国の中で、太平洋戦争の地上戦による飢餓の影響を受けた沖縄県のコホートと、そのような状況になかった本土のコホートの死亡率を経時的に比較したものです。それぞれの属性に関する詳細なデータはありませんが、戦争前と戦争後の世代で、沖縄県と全国の死亡率の差が歴然としているのは興味深いことです[8]。沖縄県の主な死因は、肝疾患、糖尿病、慢性閉塞性肺疾患という生活習慣病関連の疾患です。

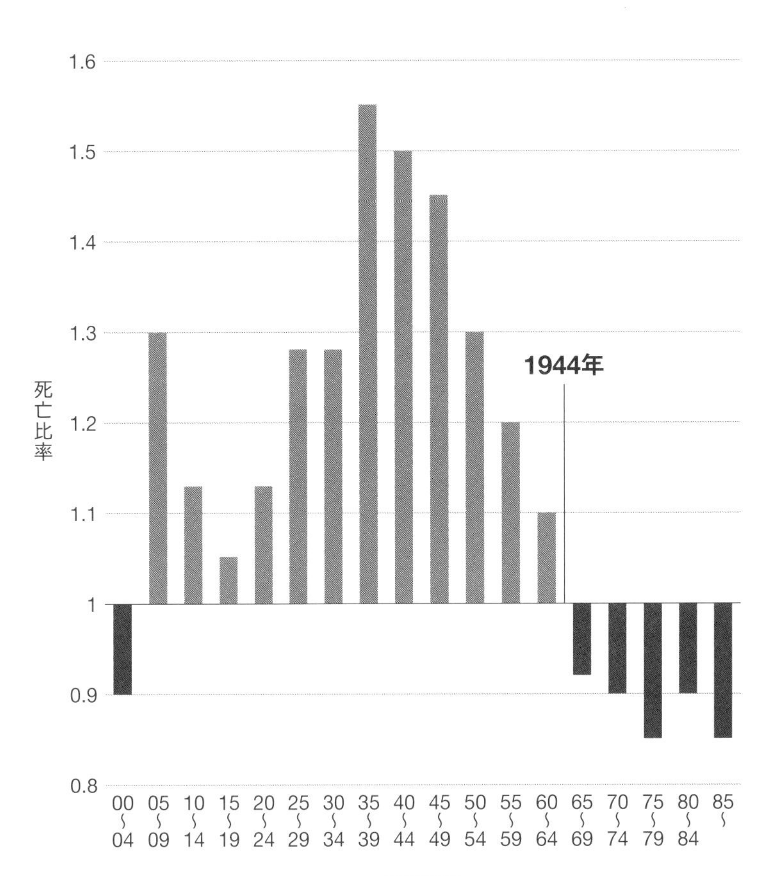

図3｜沖縄県男性の年齢階級別死亡率、全国男性との比較の推移

（文献8を引用し一部改変）

出典：沖縄県衛生環境研究報 2010;44:71–82

沖縄県民の健康を、全国との死亡率の比較という点からみると、次のように私は考えます。まず、沖縄の地上戦と米軍占領により、日本の他の地域より長期にわたって、県民の栄養状態が悪化したことです。図1に示した1949年（戦後4年）のBMIが、全国平均より低いことからも、このことが推測されます。この時期の妊婦や子どもたちも当然、摂取カロリーが低かったと考えられます。その後、アメリカの食品が大量に輸入され、県民のカロリー摂取量は急速に回復し、やがて全国に先駆けて脂肪過多食となり、それとともに学童の体位も向上しました。

DOHaD学説から沖縄の現状を読み解けば、胎児期に低栄養状態にあって予測適応反応（predictive adaptive responses）を起こしたが、食生活環境の改善によってミスマッチとなった結果、肥満、糖尿病などの生活習慣病が増え、死亡率が高くなったと考えられます。

戦争によるオランダ飢饉は短期間で改善し、また正確なデータが残されていてDOHaD理論に合致します。しかし、沖縄の場合は、戦中戦後、長期にわたる栄養障害があったと考えられますが、それを証明するデータがほとんど残されていません。

7　沖縄のたどった道は、日本全国のたどる道

沖縄はかつて、日本一の長寿県で、世界の長寿地域の一つでしたが、今、その面影はなく、日本の中ですら短命県に転落しています。その理由はいろいろ挙げられますが、母体の栄養障害があり、出生後にアメリカ食文化の中で育った、すなわち胎児期とミスマッチの環境で成長した子どもたちが長じて肥満、糖尿病を発症するという、DOHaD

学説を証明する結果になったと考えます。

その意味で、日本が戦中戦後の窮乏から豊かになり、次第にアメリカの食文化に染まっていったことは、沖縄のたどった道を日本全体が約10年遅れて歩んでいるといえるのではないでしょうか。

それゆえ、沖縄こそ日本のDOHaD学説 を考える原点であり、日本全体が沖縄の軌跡から学ぶ必要があると思います。

次章で、戦前から戦後にかけて、日本の食糧事情と飢餓について述べます。

第6章

DOHaD学説から日本の将来を考える

DOHaD学説は、従来の生活習慣病の疫学的研究に、革命的な視点をもたらしました。まだ、この学問は発展途上にありますが、この学説をもとに、人類の食の歴史、日本における飢餓から飽食の時代に至った経緯について述べます。そして、現在の日本において、妊婦のやせが低体重児の増加をきたし、それが日本人の将来の体格、生活習慣病につながることを、DOHaD学説を通して考えてみたいと思います。

1　人類の歴史～飢餓との戦いから飽食の時代へ

現生人類ホモ・サピエンスの20万年の歴史は、飢餓との戦いだったと言われます。約1万年前、人類が狩猟生活から定住し、農耕牧畜生活を行うようになっても、食料の確保は難しいものでした。

地球上の人口の推移を見ると興味深いものがあります(コラム11「世界の人口推移　ホモ・サピエンスの20 万年」を参照)。西暦元年頃は、2～4億人ですから、今の日本の人口の約2～3倍の人類が、地球上のあらゆる場所に分布していました。その後の人口の伸びは緩やかでしたが、人口急増のきっかけになったのは産業革命です。イギリスでは1760年代から1830年代にかけて、世界に先駆けて工業の発達が起こりましたが、その波はすぐにベルギー、フランス、ドイツなど西欧の国々に広がりました。

さらに、20世紀後半になって、人類の開発したテクノロジー（化学肥料、農薬の開発、農業機械の発達、遺伝子組み換えなど）の発展により、食料増産が飛躍的に進み、地球上の爆発的人口増加をもたらしました。人口の増加は、十分な食糧の生産、輸送が世界の隅々まで及んだ結果に他なりません。今後ともこの流れは続き、2050年には、世界人口が90億に達すると予想されています。

今、私たちは、人類史上初めて経験する飽食の時代にあります。それでも、この豊かな食糧が十分に届かない人々が、この地球上に存在することは確かです。それは、貧しい開発途上国だけでなく、先進国の中にも、貧困のため必要な食糧が得られない人々が存在するのです。

飽食のために肥満・糖尿病などの慢性疾患に罹患する人々が溢れる中、飢餓のために慢性疾患を発症する人々が少なくないというのが、21世紀のホモ・サピエンスの社会なのです[1]。

2　日本にも飢餓があった

近世でも江戸時代は当然、明治時代でも、度々飢饉による大量の餓死者が出ました。食糧事情が良くなった昭和の時代にも、深刻な飢饉が発生しています。

明治・大正の時代、日本人の平均寿命は44歳で、欧米先進国より3～4歳短いものでした。戦後、経済が発展した日本は、大量の食料を輸入して国民の栄養状態を改善し、急速に平均寿命を延ばしました。現在は、平均寿命が世界トップレベルにあり、男性81歳、女性87歳となりました。

歴史的に見て、飢餓の起こる原因としては、主として凶作によるものと戦争によるものがあります。

1 | 凶作による飢餓

昭和の初期に、東北に大きな災害がありました。1931年と34年には凶作による飢饉が起こり、1933年に三陸沖地震と大津波によって、甚大な被害が出ました。当時の状況を秋田県の新聞（秋田魁新報1934年10月26日）は次のように表現しています。

> 町村は未曾有の凶作に悩み、木の実、草の根、人間の食べられるものは全部刈り取り掘り尽くし、米の一粒だに咽喉を通すことのできぬ飢餓地獄にのたうつ惨状。ある部落のごときは、空飛ぶ鳥類さえ斃死したかと思われ、部落民からは生色がほとんど奪われ、天に号泣し、地に哀訴の術も虚しく、飢え迫る日を待つのみの状態である。分教場には欠食児童が約3割、欠席者は非常に多く、また早引きするものもかなり多い。これは、家人の働きに出た後の留守居や、でなければ、山に入って栗・トチ・山ぶどうなどの木の実・山ゆり・山ごぼう・フキなどの草の根、木の葉を集めるために欠席する。糧食無くして、何の教育ぞやの感を深くさせられる。

かつて、NHKで最高の視聴率をとった朝ドラ「おしん」は、東北大飢饉の前の時代から始まる物語ですが、7歳のおしんが、極貧の家族のために奉公に出され、たくましく成長していく物語が共感を呼びました。これは東北に限ったことではなく、日本各地で飢饉の時には身売り、奉公など、子どもや若い女性たちが家族の犠牲を強いられた歴史がありました。

厚労省は5年ごとに、全国都道府県別平均寿命統計を発表しています。沖縄県は1975年に男女とも第1位でしたが、2017年の統計では、男性36位、女性8位に転落しています。その理由についての私の考察は、第5章で述べました。

ところで、平均寿命の最下位群には、青森、秋田、岩手の東北3県が常連として入っているのです。その理由はいくつか挙げられているようですが、私はこう考えました。東北を度々襲った凶作や災害による飢餓で、妊娠母体の栄養障害が起こって、それが次世代の生活習慣病発症につながり、短命化し（正確には寿命の延びの鈍化）、さらに、これが世代を超えて伝えられた可能性もあります。このように、DOHaD学説で説明できないかということです。東北の基礎的データを持ち合わせず、こう推論するのは、論理の飛躍と批判されるかもしれませんが。

2 ｜ 戦争による飢餓

人類の歴史で、至る所で争いがあり、食料の奪い合いがありました。20世紀の戦争については、すでに第4章で触れましたが、日本の直近の戦争は、太平洋戦争でした。戦争遂行中、また、終戦後に日本全国で食糧難がありました。主として都市部の人々が食糧難にあい、農村部の人々は比較的、食料に恵まれていました。

戦争中の1941年（昭和16年）に食糧事状の逼迫のため、米の配給制が始まりました。戦争が進むにつれて配給量は減少し、都市住民は近郊農村へ買い出しに出るようになりました。食料は公定価格の数倍という闇価格で取引されました。

1945年の終戦後、食料事情はさらに悪化の一途をたどります。米は明治末期以来の減産で、配給米の比率は低下し、芋類、トウモロコシ、さつまいもの茎、大根葉などを食べました。また、自家菜園による自給、物々交換、買い出しの増加が目立ってきました。

戦後の食糧危機は、戦争による耕地の荒廃、農業労働力の不足、輸送の問題、供出・配給制度の破綻などが挙げられます。一方、植民地が失われ、戦前・戦時中に日本が有していた食糧生産地が失われたことも大きな原因と言えます[2]。

極度の食糧難に喘いだ人々は、昆虫、ネズミまで食べたようです。イナゴやバッタ、さなぎなど、現在でも、昆虫は食材として世界的に使用されていますが、信州では、ざざむしが地域独特の伝統的食材として用いられました。私は、以前、信州を訪れた時、ざざむしの缶詰を買って食べたことがあります。佃煮と変わらない味ですね。

また、台湾へ友人たちと蝶の採集、写真撮影旅行に行った時は、日月潭の近くの料理屋で、蜂の幼虫のバター炒めを食べましたが、クリーミーでコクのある絶品でした。メキシコではグサーノ・デ・マゲイという、テキーラの原料となる竜舌蘭に寄生する蛾の幼虫の唐揚げを食べたことがありますが、テキーラのつまみとしてよく合います。

話は横道にそれますが、終戦後3～4年ごろの食糧難の時代に、私が体験したことをここに記しておきます。私が6～7歳のことだったと思いますが、隣のお兄さんが、庭で何かを焼いて食べていました。手招きするので、近づいてみると、私に小さな肉片を渡しました。私が口に入れたあと、「これはネズミだ、美味いだろう」と言いました。今では、どのような味がしたのか、よく覚えていません。

当時、うさぎは小さな箱で飼育して、食用に供したのですが、肉質が硬くて、私は好きになれませんでした。アフリカマイマイは、食用カタツムリとして飼育されていましたが、戦後野生化して、至る所で見られました。しかし、私は、食べた記憶がありません。

台湾の屋台などでは、今でも、アフリカマイマイが料理として出されているのではないでしょうか。ただ、アフリカマイマイには「広東住血線虫」という寄生虫がいて、生で食べると「好酸球性髄膜炎」を発症することが知られています。私はかつて、アフリカマイマイをなめて好酸球性髄膜炎に罹った幼児を二人診たことがあります（沖縄県立中部病院小児科の症例）。また、沖縄県では、民間療法として生のアフリカマイマイを食べた大人で、好酸球性髄膜炎で死亡する事例がいくつもありますので、要注意です。

3　戦後の食糧政策と国民の栄養

1946年（昭和21年）に、政府は食糧緊急措置令を発して、農家に米を強制的に供出させ、米の流通を増やしました。そのような中、アメリカからガリオア資金の援助を受けて米などの食糧が輸入されました。

1946年5月、米国のトルーマン大統領の特命を受けて、フーヴァー元大統領を団長とする国連救済復興機関の使節団が来日しました。日本の食糧事情を調査して「ドイツの強制収容所と変わらないくらいの惨状」と報告しました。これをきっかけにガリオア資金（GARIOA, Governmental Appropriation for Relief in Occupied Areas Fund, 占領地域救済資金）による食糧援助がスタートしました[3]。

1946年の国民栄養調査による摂取カロリーは、都市住民1,515キロカロリーに対し、農村部は2,035キロカロリーで、両者の差は歴然としていました。

1951年（昭和26年）に、講和条約の調印に伴い、従来、完全給食実施の財源となっていたガリオア資金がうち切られ、財源を日本政府が負担することになりました。

1954年（昭和29年）に学校給食法が制定され、日本政府の予算で学校給食を実施しました。

1955年（昭和30年）、厚生省は「戦後10年国民栄養白書」を発表しました。これを朝日新聞は、次のように報道しています。（朝日新聞　昭和30年12月28日）

> 青少年の身長は大体、戦前並みに回復した。しかし、男子14歳から17歳までと、女子の14歳は、まだ戦前の水準に達していない。これは男女とも11歳以上で戦時下の食糧難を経験したものは戦後食糧好転で割合に早く回復したが、生後の幼若期全体を戦時中の食糧難時代に送ったものは最も回復が遅れているわけである。

この新聞の論評はまさに正鵠を得ていて、興味深いものです。昭和30年の時点で14歳から17歳の者は、生まれた年が昭和13年から17年ということになります。終戦まで3～7年前の食糧事情の悪化が、その後の子どもたちの身長の伸びに関係するのであれば、当然、これが身体の他の臓器や代謝に影響を及ぼすことも考えられます。

さらに想像をたくましくすれば、この世代はそれ以前の世代に比べて、成人後に生活習慣病に罹患する頻度が高くなったのではないでしょうか。戦争による飢餓が子どもたちの将来の健康に何らかの影響を及ぼすことは、第4章で述べたヨーロッパの事例と同じように、日本でも起こっていると考えるのが自然だと思います。

4　現代の日本における飢餓とシンデレラ体重

1　BMI

飽食の国日本で、今、新たな飢餓が生まれているといえば、驚く方もいるでしょう。

BMI（Body Mass Index）は、体重と身長から計算される肥満度を示す体格指数です。BMI＝体重（kg）÷身長（m）÷身長（m）で示されます。日本肥満学会の成人の基準は次の通りです。

18.5未満はやせ、18.5～25未満は普通体重、25～30未満は肥満1度、30～35未満は肥満2度、35～40 未満は肥満3度、40以上は肥満4度。

今、日本の若い女性でBMI 18.5未満の人が増えています（20%）。日本や他の先進国でも、肥満が問題になっているのですが、若い女性のやせが増加しているのは、日本だけの特殊な状況です。若い女性に多いやせ願望が、過激なダイエットに走らせていると考えられます。すなわち、豊かな食料に恵まれている日本の中で、美容のためと称して、空腹に耐えている人々がいるのです。

久しく、やせ体型が美しいとの認識が日本の中で根付いています。2002年以降、日本の若い女性の摂取カロリーは、ほぼ1,600キロカロリーです。8～9歳女児の推定必要エネルギー量 1,700キロカロリーをも下回っています[4]。

2　シンデレラ体重

なぜ、日本ではシンデレラ体重というやせ体型が、若い女性を中心にもてはやされるようになったのでしょうか。シンデレラ体重の由来は、2016年ごろから女子高生を中心に発信された言葉で、次のような意味が込められているそうです[4]。

ガラスの靴を履いても割れないほどの体重
細身の王子様が抱き抱えられる体重
おとぎ話のヒロインをイメージした体重

シンデレラ体重とは、20年以上前に、ある有名なエステサロンが提唱したことに始まり、現在では、次の計算式で求められる体重です。すなわち、身長（m）×身長（m）×20×0.9で求められた数値が理想的な体重と考えられているようです。どのようにして、その式が導き出されたのか私にはわかりません。この式を用いると、身長160cmの女性のシンデレラ体重は、46.08キログラムになります。

ファッションモデルは、女性の憧れる最も華やかな職業の一つですが、この業界では、やせた体型が必須の条件でした。BMIが18はおろか、14～16というのも例外ではありませんでした。ファッションモデルは所属事務所から過酷なダイエットを求められ、拒食症に陥るモデルが後を絶ちませんでした。2006年ごろから、欧米では、トップモデルのやせすぎによる死亡が相次ぎました。このことが大きな社会問題となり、2006年以降、イタリア、イスラエル、デンマーク、フランスなどで、BMIが18.5以下のやせすぎモデルを規制する法律が施行されるまでになりました。日本は、まだこのような法律はないと思いますが、ファッション業界には、飢えに苦しみ、あるいは拒食症という死亡率の高い精神疾患に罹患している女性が少なからずいるはずです。ファッションモデルに限らず、日本の一般の若者たちの中にも、いまだに普通体型では満足せず、やせを願望する人々が少なからず存在します。

女性美の基準は、時代により、地域により異なります。あの楊貴妃は、ふっくら体型だったといわれます。大好物のライチーの食べ過ぎだったのでしょうか。クレオパトラは、シーザーとの最初の出会いは、体に巻いた絨毯を広げて出てきたといいますから、華奢だったかもしれません。小野小町は、肖像画で見る平安美人で、ややふっくら型のイメージです。

私の若い頃、沖縄のお年寄が、久しぶりに会った人に「太ったねー」と言うのは、褒め言葉でした。太っているのは、栄養が良くて健康というイメージでした。今時の若い女性は、おばあから「太ったねー」と褒められたら、プイと横を向くのでしょうか。

5　低出生体重児の増加

1　妊婦の体重

近年、わが国では、ダイエットをした女性が妊婦となっても必要な体重増加がなく、結果として低体重児を出産する例が増えています。浜松出生コホートチームの調査では、妊婦の妊娠初期、中期、末期で、妊婦のカロリー摂取量は1600キロカロリー以下で、これは、推奨される摂取量より500キロカロリー少ないものです。母体の妊娠前の体重は、出生体重と正の相関がありました[5]。

このことは、妊婦だけの責任ではなく、産婦人科医が「小さく生んで大きく育てよう」と、妊婦の体重増加を抑えてきた歴史があることも一因です。妊娠高血圧を防ぐために、妊婦の体重増加を一定程度抑制するという産婦人科学会の指針が策定されていたのです[6]。

ところで、近年の日本の新生児に占める低出生体重児の割合は、20年以上にわたって、OECD諸国の中で突出して高い状況が続いています。1987年には5.7%（OECD 平均5.7%）でしたが、2009年には9.6 %（OECD 平均6.7%）に上昇しています[7]。

しかし、最近は、低体重児の出生率がやや低下傾向にあり、喜ばしいことですが、まだ安心はできません（2019年、9.41%）。

2｜日本人の身長が縮んでいる

ところで、低出生体重児（2,500グラム未満）の増加に伴って、日本人の身長低下が起こっているとの注目すべき論文があります。日本人の身長は、20世紀になって、その経済発展に伴い、大幅な伸びを記録しました（男性14.5cm、女性16.0cm）。しかし、森崎菜穂らによると、日本人成人の身長は、1978～79年生まれでは男性171.5cm、女性は158.5cmでしたが、1980年生まれ以降、徐々に短くなっています。森崎らの予測では、2014年生まれの子どもが成人になった時の身長は、1978～79年生まれに比べて、男性で1.5cm、女性で 0.6cm低くなると考えられています。

1980年は、低出生体重児が増え始めた年に一致します。すなわち「低出生体重児世代」は、それ以前の世代に比べて、身長が縮んでしまうということになります。低出生体重児は、成人後に生活習慣病など、慢性疾患にかかる割合が増えますが、最終身長が短くなるリスクを持っているのです。すなわち、日本における低出生体重児の増加と成人身長の縮みという近年の流れは、将来、生活習慣病の増加となってあらわれるので、公衆衛生上、喫緊の対策を立てなければならないと警告しています[8]。

3｜グラックマン、福岡らの日本への警告

すでに2007年にグラックマン、福岡らは、「日本における低体重児と、その後の肥満」と題して、Lancet誌上で以下のような警告を発しています。

日本では、出生体重が急速に低下している。その要因として幾つか挙げられる。すなわち、核家族化、母親の喫煙率増加、ダイエットによる母体のBMI 低下、産科医による妊婦の体重増加の抑制（これは、妊娠高血圧を予防するために、妊婦の体重増加を制限するという産科の指針）などである。妊婦の体重増加は、過去20年間に2キログラム減った。その結果、新生児の出生体重は、この間、150グラム減少した。DOHaD学説から見ると、これらの低体重児は将来肥満となり、日本の生活習慣病の増加が予測される。今後10年間は、日本の公衆衛生上の施策の一つとして、妊婦の栄養改善を図るべきである[9]。

福岡らは、DOHaD学説の立場から、従来の産婦人科学会の指針に対して、改善を求める活動をしてきました。その結果、2019年に、学会は新たなる妊娠中毒症の栄養管理指針を策定しました。以下に妊婦の肥満度に応じた体重増加の目安を示します[10]。

妊婦BMI	体重増加指導の目安
＜18.5	12～15kg
18.5＜～＜25	10～13kg
25＜～＜30	7～10kg
30＜	個別対応

DOHaD学説の浸透により、日本産婦人科学会は、従来の妊婦栄養指針がエビデンスに基づかないことを確認し、新たなる指針を制定したのは正しいことと考えます。この指針が会員に徹底され、妊婦の栄養の改善とともに、低出生体重児の比率が、本来の値（6%前後）に戻ることを私は期待します。

6　生活習慣病を克服する日本をめざそう

バーカーが30年以上前に提唱したように、母親になる前から女性の食・生活習慣を改善し、新生児の「The Best Start in Life」をめざすことが、健康な一生を送る基本であることを、改めて確認したいと思います。ダイエットをするのは中高年の肥満に限りましょう。成長期の子どもたちには、無用のダイエットをやめさせましょう。「やせが美しい」という社会に蔓延する考えに警鐘を鳴らしましょう。

シンデレラ体重を求める風潮を、上から目線で批判したり、強引に変えようと説得したりするだけでは、これだけ日本にしっかり根を張った状況を変えることは難しいでしょう。なぜ、若者たちが、否、若者だけでなく大人までがやせを求めるのか、やせを美しいと感じるのか考えてみなければいけません。ヨーロッパのファッションモデルに憧れる日本の社会風潮が、若者たちをやせに追い立てたのは確かでしょう。

しかし、医療者は、そのような美の基準が本人にとって非健康的であるだけではなく、子孫にとっても良くないことを伝える使命があります。次の世代に与える影響の大きさを静観するのではなく、子どもや孫、曾孫にも関係する問題として、国民に認識させる必要があります。タバコが非健康的であり、目に見える形で本人や家族に害を及ぼすことは説明が具体的でわかりやすいものです。

残念ながら、シンデレラ体重を達成して満足している人たちに、遠い将来のことを語っても、あまり理解してもらえないのはわかります。しかし、DOHaDを学んだ者は、辛抱強く、以下のことを社会に発信していかなければなりません。

❶ 日本の新生児で、栄養が十分でない母体から生まれた低体重児が増えています（2,500グラム以下が9.4%）。これは、先進国で群を抜いて高い数字です。

❷ その結果、日本人の身長が、過去40年間、縮み続けています。

❸ DOHaD学説にならえば、将来、日本で生活習慣病の人々がもっと増える可能性があります。これは医療費の増大により、日本の経済社会発展を阻害する要因になります。

❹ このことは、現代の私たちだけでなく、子どもや孫の世代の健康にも影響が及ぶことを意味します。

❺ 妊婦が十分な栄養を取り、やせすぎでない適切な体重を維持すれば、この問題は改善できます。

そのためには、社会が女性の働き方、生活を支援することが必要です。

Column 10

非感染性疾患
（Noncommunicable Diseases, NCDs）

人類の死に至る主な病気は、近年まで感染症であった。現在は、時にパンデミックを起こすコロナウイルス感染症などがあるが、多くの感染症はコントロールできる病気となった。一方、現代の新たなる疫病として浮上したのは、非感染性疾患（NCDs）である。WHO（世界保健機関）は、NCDsを次のように定義している。

NCDs は慢性疾患であり、遺伝、身体的因子、環境因子、生活習慣が組み合わさった結果起こる病気で、そのリスクファクターは、喫煙、過度の飲酒、運動不足、不健康な食習慣などである。

死亡数は年間4,100万人で、全世界の死亡の71%を占める。特に、30～69歳の成人のうち、1, 500万人はNCDsで早死にする。死亡数の77%は開発途上国の人々である。疾患ごとの年間死亡数は、心疾患1,790万人、がん930万人、慢性呼吸器疾患410万人、糖尿病150万人で、この4疾患で早死の80%を占める。これらの疾患は一般に生活習慣病と呼ばれるもので、この他に精神疾患も含める場合もある。

最近、DOHaD学説の観点から、これらのNCDsは胎児期、乳幼児期の栄養、生育環境に密接に関係していると考えられている。NCDs の予防は、従来、成人を中心に対策を立てられていたが、妊産婦の栄養を改善して、胎児期、乳幼児期のリスクファクターを減らす対策を進めることが、最も大切なことである。

Column 11

世界人口の推移

ホモ・サピエンスの20万年

約20万年前、現生人類ホモ・サピエンスがアフリカの地（エチオピア南部）で誕生した。およそ7万年前から5万年前にアラビア半島を出て、地球上に広がった。ホモ・サピエンスの先進集団は、12,000年前に狩猟生活から農耕生活へ移行した。

約5,000年前、インダス川、ナイル川、チグリス・ユーフラテス川、黄河周辺に文明が起こり、地球上の人口は徐々に増えていった。17世紀後半にイギリスで起こった産業革命が西ヨーロッパに広がり、これらの国々が世界各地に植民地を広げた。以後、農工業の発展とともに食糧生産が進み、地球上の人口は爆発的に増加してきた。2050年には、90億人に達すると予測されている。新たなる農耕地の開発による自然破壊と地球温暖化の行きつく先は、どうなるのであろうか。ホモ・サピエンスがさらに発展するのか、絶滅に向かうのか。地球上の数億年にわたる種の発生、絶滅のサイクルの鍵を握っていたのは自然現象であったが、現在ではホモ・サピエンスといわれる。以下に、西暦元年から2050 年までのホモ・サピエンスの人口（予測）を示す。

Column 11

西暦元年	2～4億
1650年	4.70～5.45億
1750年	6.29～9.61億
1800年	8.13～11.25億
1900年	15.50～17.62億
1950年	25.19億
1960年	30.24億
1970年	36.97億
1980年	44.42億
1900年	52.80億
2000年	60.86億
2010年	68.43億
2020年	75.78億
2030年	81.99億
2040年	87.01億
2050年	90.76億

United Nation. The Determinants and Consequences
of Population Trends. Vol 1. 1973
United Nation. World Population Prospects: The 2004 Revision

第7章

DOHaD学説のめざすもの

～胎児期からの先制医療

7

先制医療という耳慣れない言葉が、今、注目を集めています。これまで、予防医療という言葉は広く一般に知られ、病気になる前に、予防を心がけるというように理解されています。それでは、先制医療は、予防医療とどう違うのでしょうか。本章では、遺伝子解析が進歩し、先制医療という新たなる医療の概念が生まれたことを解説します。

1 人生最良のスタート（The Best Start in Life）

バーカーは、赤ちゃんが生まれる時に、「The Best Start」を切ることが、将来の健康にとって最も必要と考えました。そのためには妊娠中の母親の栄養状態を改善することが必須であるとしました。否、妊娠中だけでなく、妊娠前、結婚前の女性の栄養状態を良くすることこそ肝要であると、著書で述べています。食事の種類、カロリー、ビタミン類の摂取についても、事細かく指導しています[1]。

バーカーは、このように、一人一人の母と子の健康だけでなく、それが社会全体の健康、豊かさに影響を与えるという公衆衛生上の問題としてとらえています。バーカーは、子宮内の胎児の状態が将来の心疾患、糖尿病など重大な健康問題に直結すると強調し、それは、バーカー仮説として、社会に大きな衝撃を与えました。のちに、胎児期のみでなく、出生後の生育環境も関与するという論文を多数発表しています。それでも、低体重児で生まれるという人生のスタート時点に問題のあることが、生活習慣病の発症に大きく関与していると強調しています。

生活習慣病予防の介入時期

低出生体重児の全てが、将来、生活習慣病を発症するわけではないので、遺伝的素因や出生後の生活環境に何らかのリスクファクターが潜んでいることは否定できません。これは、バーカー仮説批判者が強調していることでもあります。

グラックマンとハンソンは、DOHaD 学説の中心的人物ですが、初期の総説論文の冒頭で、次のように述べています[2]。

> 疫学的研究により、成人の非感染性慢性疾患（生活習慣病）は、遺伝因子や生活スタイルによって起こるだけではなく、ヒトとして早期の生活環境が関与しているという仮説が明らかにされている。進化生物学、発達生物学、ヒトと実験動物の生理学研究などは、この仮説の正しさを証明している。すなわち、妊娠前期、胎児期、乳児期の環境因子は成人病の発症に深く関わっているのだ。これは「Developmental Origins of Health and Disease」という概念で、生物学的に、医学的に、また社会経済学的にも大きな意味を持つ。

さらに、論文の締めくくりとして、次のように述べています。

> ヒトの早期の発達過程が、生涯にわたって起こる病気の発症に大きく関わっていることは、動物実験や前方視的な臨床研究、また疫学研究で明らかになった。病気の発症に、エピジェネティックな変化が関与していることも、近年の研究でわかってきた。
>
> 病気の予防で大事なことは、ヒト早期の発達期に予防的介入をするか、成人期に介入するかということだ。動物実験で明らかにされ

ているように、もし、食欲、食べ物の嗜好、運動などが、胎児期の発達過程に影響を受けるのであれば、出生後のライフスタイルに介入しても効果は少ないということになる。

このことより、生殖年齢の女性の健康と食事の改善こそ、子どもの将来の生活習慣病を予防する重要な対策と言えよう。これは、将来の世代のためにも、世界規模で考えるべきことである。

2 先制医療

先進国だけでなく、開発途上国の人々の健康を蝕む生活習慣病は、予防が重要であることは誰しも認識していることですが、問題は、どの時期にどのような方法で実行するかです。近年、このことに関して「先制医療」という言葉をよく耳にするようになりました。わが国で、先制医療の意義を発信している先覚者は、井村裕夫です。

井村は、著書の中で次のように述べています[3]。

アメリカでは、疾病の予防的介入として preemptive medicine という概念がある。2006年、アメリカの国立衛生研究所（National Institute of Health, NIH）は、21世紀の医療について、疾病予防に preemptive medicineが必要になると宣言した。

遺伝学の進歩により、個人のゲノム、遺伝子の解析が進み、個人の持つリスクファクターを、発病前に知ることになった。例えば、アルツハイマー病は、発症10年以上前に脳内にアミロイドβタンパク（Aβ）が蓄積し、遅れてタウ蛋白が蓄積する。遺伝素因のある人は、全ゲノム関連解析（genome-wide association study: GWAS）

によって、多くの関連遺伝子が発見されている。また、疾患の進行の程度を表す測定可能な指標、すなわち、バイオマーカーがある。アメリカでは、認知機能障害の現れない段階のプレアルツハイマー病について診断基準が作られており、発症防止の介入試験が始まっている。

井村は、preemptive medicineを初めて先制医療と呼びました。また、井村は、人の一生にわたるライフコース・ヘルスケアという概念の中で、先制医療について、大意、次のように述べています[4]。

従来のヘルスケアは、40歳くらいから始めています。この頃に、成人病検診の通知が役所から届きます。しかし、これでは遅い。本当は妊娠の瞬間から、あるいはその前から健康管理をしなければなりません。すなわち、児が母親のお腹の中にいる時から始めるべきです。小児期にはどういう注意が必要か、青年期にはどういう注意が必要か、大人になったら……と生涯にわたるヘルスケアを考えなければなりません。

予防医学とは、集団の予防医学です。それには一次予防と二次予防があります。一次予防は、生活習慣を改善して病気の発症を防ぐことです。二次予防は、早期に診断して治療し、病気の進行を防ぐことで、生活習慣病検診がこれに相当します。

これに対し、先制医療は個の予防医学です。個人の遺伝的な特徴や過去の環境などを配慮して、ハイリスク群を選び出し、発症までに検査によって予測し、治療します。これで予防を達成します。

病気は、治すものではなく、ならないようにするものです。医者はクリニックや病院で患者を待つのではなく、コミュニティーに入って、皆と一緒に健康を守っていくシステムを作ることが必要です。医療だけでなく、社会全体の問題として捉えなければなりません。

けだし、名言です。井村は予防医学と先制医療についての核心を、簡潔明瞭に記述しています。

3　胎児期・新生児期からの先制医療

多くの動物実験で母獣を低栄養状態にした場合、環境に適応するために仔にエピゲノムの変化が起こります。その結果、脂質代謝、交感神経系、視床下部—下垂体—副腎系、海馬、腎臓などに異常をきたします。ヒトの場合でも、同様のことが起こるという研究報告がなされています。

すなわち、胎芽期、胎児期から出生後の乳幼児期に、望ましくない生育環境があると、遺伝子との相互作用によってエピゲノムの変化が起こります。この変化は生涯続き、生活習慣病という慢性疾患を発症する素因となります。

エピジェネティクスの代謝系に必要な栄養素として、葉酸がよく知られています。これは、DNAやヒストンタンパクに結合するメチル基の形成に必要なものです。さらに、ビタミンB、ビタミンA、ビタミンD、亜鉛などが必要です。これらの栄養を妊娠前、中、後に十分摂取し、疾病素因となるエピゲノム変化を起こさないような予防対策が大切です。すなわち、栄養学的早期介入によって、疾病予防につなげることができます[5]。

葉酸が神経管閉鎖障害の予防に有用であることはよく知られ、

1998年にアメリカが穀類に葉酸を添加する政策を始め、神経管閉鎖障害の発生率を減少させて以来、世界の80カ国以上で穀類への葉酸添加が行われています。

2000年、厚労省は、妊娠を計画する女性に葉酸サプリメント0.4mg／日を摂取するよう勧告し、これは母子健康手帳にも記載されています。しかし、実際の妊婦の葉酸摂取率は低く、神経管閉鎖障害の発生率も減少していません。これは妊婦のみの責任ではなく、医療者、公衆衛生関係者の熱意が足りないことにもよると思います。

先制医療は、病気の発症前にリスク因子を発見し、対策の時期と治療を考える個別の予防対策ですが、出生時の臍帯組織から、エピゲノムのメチル基修飾を調べた報告があります[6]。

イギリスのゴッドフリー（Godfrey）らは、英国の二つの病院のコホート（78人と239人）に対して、妊娠中の低栄養が胎児にエピジェネティックな変化を起こし、それが児の将来の肥満につながるという仮説を証明するために、臍帯組織のエピゲノム検査を行いました。そのために母親の妊娠中の食餌内容の調査と、生まれた児が9歳と6歳になった時点で、体脂肪組織の程度を調べました。

対象児の臍帯組織のRXRA（retinoid X receptor-α chr9:136355885+）のメチル化発現は、母親の炭水化物摂取量が少ない（低栄養）ほど高いことがわかりました。また、成長した児の体脂肪量が多いほど、臍帯のメチル化発現率も高いという結果でした。

このデータは、臍帯組織のエピジェネティック変異が、小児期の体脂肪組織 に関係することを示しています。すなわち、臍帯組織のRXRAという遺伝子のメチル化が多いほど、児の6～9歳時の肥満を予測できるということを証明したのです。ゴッドフリーらは、次のように結論付けています。

この論文は、出生時のエピジェネティック検査が、児の予後を示すだけではなく、母体の健康と栄養状態を改善する機会となり、それが児の将来にとっても役立つということを示しています。

これはまさに、生まれた時から始める先制医療の可能性を示した重要な論文だと私は考えます。

4 新生児科医・小児科医の役割

1 ゲノム解析時代の小児科医

私の現役時代の新生児医療は、まず、急性期に新生児の生命を救うことに主眼を置き、退院後は外来で乳幼児期の発達をフォローしますが、これは小児科外来の片手間にやっていることでした。やがて、フォローアップを専門に行う外来ができ、「新生児フォローアップ研究会」という全国的な研究会も活性化してきました。日本の新生児の救命率が世界のトップとなり、500～1,000グラム児の生存率が90%を超える時代になり、新生児科医の関心は、長期的な発達に移っていきました。しかし、そのような現在でもなお、新生児科医や小児科医がDOHaDをよく理解して、診療やフォローアップをしているか、私には確信が持てません。

就学時期までに、成長、発達が正常範囲にあれば、家族に「未熟児卒業証書」を渡して、児の明るい将来を祝福するのが一般的ではないでしょうか。

しかし、「The Best Start in Life」を得られなかった児の将来について、より踏み込んだ生活指導と関わりが必要なことは、先制医療の観点から明らかになってきたと考えます。

以前から行っている母乳栄養や離乳食などの栄養指導、タバコの害から子どもを守る禁煙指導などは、ハイリスク児でなくても、一般的な生活指導として大切なことです。しかし、リスクの種類によって指導の中身を変えることも、今後、必要になります。例を挙げると、2,000グラムの低体重児の全てが将来、肥満、糖尿病あるいは虚血性心疾患に罹患するわけではありません。オランダの飢餓でも、出生体重ではなく、子宮内飢餓の時期により、成人後に発症する疾患の種類が異なることがわかっています。

すなわち、低体重児群として一括して予防対策をするのではなく、個別のライフヒストリーによってリスクが異なることを知り、個別の対応をするという、より細やかな対策を求められるようになるでしょう。

また、近年の遺伝学の進歩は目覚ましく、ゲノム解析が広く行われています。近い将来、ゲノム解析がスクリーニング検査となる時代が来るかもしれません。低体重児のフォローアップでゲノム解析を行い、また、どのような遺伝子のスイッチがOFF になっているのか、いないのか、すなわちメチル化、アセチル化などのエピジェネティックな化学修飾を知ることも、普通にできるような時代になるでしょう。もし、児がどの臓器の病気にかかるリスクがあるかを知れば、個別化したより高度の予防対策、すなわち先制医療ができ、病気の発症を防ぎ、あるいは軽症化させることも可能になるでしょう。

2｜遺伝子は変えられる

久保田健夫は、独立行政法人科学技術進行機構　研究開発戦略センターのワークショップ（2014年）で、次のように述べています[7]。

> エピゲノムの本体は、DNAやヒストン上の化学修飾で、遺伝子のオン・オフを決めるものであり、可逆性がある。エピゲノムは環境で変化するが原理的にもとに戻せることから、治療可能なゲノム上のマーカーと考えられる。

これは何と勇気付けられる言葉でしょうか。胎内で起こったエピジェネティックな刻印が、将来、児の病気を起こすのを座視するのではなく、その刻印を外して病気の予防また治療ができるなら、患者や家族にとって、大きな福音となります。

久保田は最後に、シャロン・モアレム（Sharon Moalem）の次の言葉を引用しています[8]。

> エピジェネティクスはひょっとすると、人間の健康管理の概念を全く新しいものに書き換えてしまうかもしれないのだ。DNA の配列は運命だが、修正可能な運命だ。

生活習慣病胎児期起源説（FOAD）を提唱し、新たな学問領域を切り開いたバーカーは、2013年に逝去した時、遺伝学の急速な進歩が、慢性疾患治療の新たなる地平を開く時代が来ることを知っていたに違いないと思います。

現代の遺伝学の進歩からみれば、出生時、あるいは外来でゲノム解析を行い、個別の生活指導を行う時代は、そう遠くないと私は考えます。私の生きている時代にそのようなことが可能かどうか、見極めるのは楽しみです。小児科医は胎内から出生後にかけて、人の健康の最も基礎作りとなる時期を診る医療者です。それゆえに、私は、どの専門医よりも小児科医はDOHaDを学ぶ責任と義務があると考え、機会あるごとに、そのことを若い人たちに伝えています。

シャロン・モアレムの最近の著書『遺伝子は、変えられる。』には、さらに希望を抱かせる言葉が記されています[9]。

デスクの前の椅子に座ってコーヒーをすすっていようが、自宅のリクライニングシートに沈み込んでいようが、はたまた国際宇宙ステーションで地球周回軌道に乗っていようが、あなたのDNAは常に改変され続けている。それは言ってみれば、何千という小さな電球の個々のスイッチが、あなたがやっていること、見ていること、感じていることに応じて、オンになったり、オフになったりするようなものだ。

このプロセスは、あなたがどこでどのように暮らすか、どんなストレスを被るか、何を食べるかなどによって仲介され、調整される。そして、これらは全て変えることができる。つまり、あなたは確実に変わることができるのだ……遺伝子的に。

Column 12

先制医療とバイオマーカー

先制医療（Preemptive medicine）

遺伝学の進歩により、個人のゲノム、遺伝子の解析が進み、個人の持つリスクファクターを、発病前に知ることになった。例えば、アルツハイマー病は、発症10年以上前に、脳内にアミロイドβタンパク（A β）が蓄積し、遅れてタウ蛋白が蓄積するので、症状出現前に病気のリスクを知ることができる。糖尿病でも、多くの遺伝素因が関連することがわかっている。糖尿病では、50種類以上の関連遺伝子が明らかにされており、今後、患者個別に対応する先制医療が可能な時代が来るであろう。

アメリカでは、認知機能障害の現れない段階のプレアルツハイマー病について診断基準が作られており、発症防止の介入試験が始まっている。現在、先制医療の対象として取り組まれている疾患として、アルツハイマー病、2型糖尿病、骨粗鬆症、乳がんなどがある。また、疾患の進行の程度を表す測定可能な指標、すなわち、バイオマーカーも先制医療に役立つ。バイオマーカーの種類が増えれば、近い将来、多くの慢性疾患の先制医療に用いられるであろう。

—

Column 12

バイオマーカー、プロテオーム、メタボローム

バイオマーカーとは、生理学的、また薬理学的にも病気の経過を反映し、臨床に用いられる検査指標である。病気の診断に用いられ、また経過や治療による変化を判断する指標ともなる。尿、血液などに含まれる生体由来物質や画像、心電図、骨密度などが指標となる。

プロテオームは、生物のタンパク質情報を解析し、代謝経路や機能を明らかにする物質である。フィブリノーゲン、ガンマグロブリン、トランスフェリン、アンチトリプシン、ハプトグロブリン、補体、アポリポタンパクなど多数ある。

メタボロームとは、生体内に存在する低分子代謝物のことで、糖類、有機酸、アミノ酸、核酸、脂質などがある。ガスクロマトグラフィー、キャピラリー電気泳動、質量分析法、核磁気共鳴分析法など、検査技術の進歩は目覚ましい。

バイオマーカーを測定する技術は進歩し、様々な抽出法や分析法が開発されている。これらのバイオマーカーは、今後、個別医療、先制医療に必須のものとなろう。

付録

私が影響を受けた医師たち

私の小児科医としての活動は、すでに半世紀を超えました。その間、多くの優れた医師たちの指導を受け、また、ともに活動するという幸運に恵まれました。列挙すれば、誌面1面を使うほど多くの方々の名前が挙がります。ここには、その中から、特に小児科、新生児科、周産期科領域の発展に大きく貢献された医師について、感謝を込めて簡単なプロフィールを書き記したいと思います。

川崎 富作

世界のカワサキとして愛された人柄と偉大な業績

川崎先生は、1967年(昭和42年)、アレルギー学会誌に、「急性熱性皮膚粘膜淋巴腺症候群(MCLS)の50例」をまとめて報告しました。44ページにわたる詳細な報告は、のちにカリフォルニア大学サンディエゴ校のジェーン・バーンズにより、「20世紀における臨床的記述の傑作」と称賛されました。その後、日本では小児科学会の大きなトピックスになり、1970年(昭和45年)に、厚生省のMCLS研究班が発足しました。

川崎先生との初めての出会いは、沖縄県医師会の講演会の時でした。当時、川崎病は、まだMCLSと呼ばれていました。1974年、アメリカの小児科学専門誌Pediatricsに川崎先生のオリジナル論文が発表されて以来、本症がアメリカを始め世界各国から報告され、国際的な認知度が高まり、次第に「Kawasaki Disease」と呼ばれるようになりました。しかし、最も多くの症例が報告された日本では、なかなか「川崎病」の呼称が定着しませんでした。沖縄の講演会で、川崎先生は「MCLS」とか、「この病気」とか呼んでいました。講演終了後、私は質問に立ちました。

「本日のすばらしいご講演、ありがとうございました。大変勉強になりました。しかし、MCLSという病名では、なかなか一般にこの病気の実態が伝わりにくいと思います。私はアメリカでも呼ばれている『川崎病』の名称を日本でも用いる時だと思います」

川崎先生は、あの柔和な笑顔で、「日本で発見されたこの病気をどう呼ぶかは、日本の小児科学会、小児科医の意向が大事です」と、控えめに答えました。

1976年、ハワイ大学のメリッシュ（Melish）がAmerican Journal of Diseases of Childrenにアメリカ初の川崎病16例を報告し、1979年には、世界的なNelson小児科学書に川崎病が新疾患として記載されました。

ある時、東京の日本小児科学会総会で川崎先生にお会いした時に声をかけられ、ご家族との食事に招かれました。当時、私はまだ40代の一勤務医でしたので、このようなおもてなしを受け、大変感激しました。その後、川崎先生が家族旅行で沖縄へ来たり、また、私が中部病院の講演会に先生をお招きしたりして、家族ぐるみのお付き合いに発展しました。先生からは、日赤中央病院時代の川崎病の症例との出会い、千葉や東京の小児科地方会での発表、学会での不当な扱いなど、幾度も聞かされました。先生が定年後に発刊された『運・鈍・根・感・厳：大学受験落第生のたわごと』（1990，産業開発機構）をいただきましたが、川崎病研究の経緯が詳細に記されており、たいへん興味深く読みました。

2005年、私が沖縄県立南部医療センター・こども医療センターの創立1周年記念講演会に川崎先生を講師としてお招きした時、大講堂には立錐の余地もないほど、多くの聴衆が詰めかけました。最後に、川崎先生が沖縄を訪問されたのは、2012年、息子の結婚披露宴に主賓としてお招きした時でした。

川崎先生は、数々の賞を受賞しました。その主なものは、第1回日本小児科学会賞（2005年）、日本医師会賞（1988年）、朝日賞（1989年）、日本学士院賞（1991年）などです。

川崎先生のご逝去（2020年6月5日、享年95歳）は、日本の医学界に大きな悲しみをもたらしました。川崎先生の存命中に、川崎病の原因究明が叶わなかったことは、先生にとってさぞかし心残りだったことでしょう。2021年4月、京都で開催された第124回日本小児科学会学術総会では、川崎先生を偲ぶシンポジウムが行われましたが、世界中の川崎ファンから敬愛された先生の偉大な業績を再確認する機会となりました。

山内 逸郎

日本の新生児医療を世界に発信した巨人

日本の新生児医療の進歩を世界に知らしめた巨人が山内逸郎先生です。研究機関の大学ではなく、国立岡山病院で、臨床医として未熟児新生児診療に携わる中で、新しい医療技術を世界に発信し続けました。新生児医療に向き合う真摯な姿は他の追随を許さないもので、新生児医療のあらゆる分野で、日本初の取り組みを成し遂げました。

日本初の本格的な未熟児センターを国立岡山病院に開設し、厳格な感染管理、おっぱい博士と呼ばれるもととなった母乳栄養へのこだわり、経皮酸素分圧計の導入、経皮ビリルビノメーターの発明など、その卓越した業績は枚挙にいとまがありません。

豪放磊落な人柄で、学会での発言は厳しいものでしたが、核心をついた論議に、私はいつも畏敬の念を持っていました。山内先生には、また、沖縄の新生児医療者に並々ならぬ支援をしていただきました。沖縄が日本に復帰した1972年（昭和47年）、小児科医の少ない沖縄の医療を支援するために、全国の国立病院から指導医が沖縄県立中部病院に派遣されました。国立岡山病院からは、山内逸郎先生、五十嵐郁子先生、山内芳忠先生初め、多くの小児科医が指導に訪れました。山内逸郎先生と五十嵐郁子先生は、新生児のケア、母乳栄養の推進に熱心に取り組み、沖縄に新生児医療の基本を着実に根付かせました。

また、中部病院に新生児センターを開設する時に、看護師、事務方を伴って、岡山病院の未熟児センターへ見学に行った時は、施設を案内し、夜は盛大な歓迎会を催して下さいました。さらに、中部病院新生児センター開設前の看護師研修にも熱心な指導を受けました。このように、沖縄県の新生児医療の黎明期に、山内逸郎先生の指導を受けたことは、私たちにとってこれ以上ない幸運な出来事でした。

強靭な意志を持ち、疲れを知らぬ活動をした山内先生が病魔に襲われ、1993年に70歳で逝去したのは、日本の新生児医療界にとって、途方もない損失でした。先生があと10年〜15年活動を続ければ、日本の新生児医療の地平も変わっていたのではないかと、思い出しても無念でなりません。

山下 文雄

臨床・教育・研究を実践して優れた医師を育てた小児科教授の鑑

久留米大学小児科教授の山下文雄先生は、医学教育、研究、臨床の全ての領域において、バランスの取れた小児科学教室を築き、多くの優れた医師を育てた教育者でした。先生の教授時代、毎年十数人の入局者があり、その中から多くの優れた研究者が輩出しました。海外から多くの研究者を招き、その縁で、教室員が海外留学する機会が多かったと聞いています。

誰に対しても分け隔てなく接し、惜しみないサポートを与えるという山下先生のお人柄を、私は心から敬愛していました。山下先生は、日本の医学教育の改革に熱意を持って取り組む、日本では数少ない小児科教授でした。

山下先生は、沖縄県立中部病院のハワイ大学卒後医学研修プログラムに関心を持っており、当時のハワイ大学スタッフのDr. ケリーを通して、私は山下先生を知ることになりました。そして、山下先生が、私の研修したシカゴのマイケル・リース病院で小児腎臓学のフェローをされたことを知りました。いわば、マイケル・リース病院同窓の大先輩であり、先生との不思議な絆を感じました。

私は、山下門下の小児科医と親交を結ぶ機会が多く、新生児科の橋本武夫先生、小児救急の故市川光太郎先生、藤本保先生、小児科医会の武谷茂先生らとのお付き合いが続いています。また、学生時代から度々沖縄へ来ていたご子息の山下祐史朗先生は現在、久留米大学小児科の主任教授として活躍中です。

私は、学会や研究会、また、プライベートで久留米を訪ねる機会が何度かありましたが、山下先生と奥様には、私だけでなく家族もおもてなしをいただいたのは、忘れがたい思い出です。

山下先生は2017年の暮れ、静かにその90年の生涯を閉じました。

藤原 哲郎

世界をリードしたサーファクタント研究の第一人者

藤原先生のサーファクタントの研究は、世界の新生児医療に革命をもたらした優れた業績です。それまで、多くの未熟児の命を奪った新生児呼吸窮迫症候群の治療薬として、世界の最先端の研究を行った業績は、アラブのノーベル賞といわれるキングファイサル賞（1996年)、バージニア・アプガー賞（2004年)、日本小児科学会賞（2006年）など、数々の受賞に輝きました。

藤原先生は、秋田、盛岡と東北の地で研究を続けた学者で、いつも、もの静かで沈着、長身の穏やかな身のこなしからは想像しにくい偉大な研究者でした。ある時期まで、私は遠くから先生のお姿を拝見するのみで、あまり先生との接点はありませんでした。ある時、先生は沖縄県立中部病院のハワイ大学卒後研修プログラムに興味を持って、私を岩手医大小児科の講演会に招いて下さいました。その後、学会で会うといつも声をかけていただきました。

私が第42回日本未熟児新生児学会を沖縄で主宰した時は、「サーファクント治療の過去・現在・未来」と題して、藤原先生に特別講演を依頼しました。先生はすでに大学を定年退職していました（岩手医科大学名誉教授）が、サーファクタント研究の歴史を俯瞰する素晴らしい講演をして下さいました。

また、第60回日本新生児成育学会が盛岡で開催された時は、私と同僚の小濱を、私的な会食に招いて下さいました。若い小濱は、偉大な新生児科医との親しい会食に感激を新たにしていました。

藤原先生の偉大さを示すエピソードを紹介します。名古屋での新生児関連の国際学会があった時、日韓の新生児科医が討論した時のことです。韓国ソウル大学新生児科の崔主任教授が、藤原先生の偉大な業績をノーベル賞に推薦しようと発言しました。崔教授は、私も親交のある医師ですが、藤原先生のサーファクタントにより、多くの新生児科医が未熟児の救命に役立ったと高く評価している証拠と、誇りに思ったものです。

最近、藤原先生から手紙をいただく機会がありましたが、研究の第一線から退き、91歳になった今、先生は盛岡で静かな余生を送っています。

仁志田 博司

日本の新生児学を学際的に発展させた第2世代の旗手

仁志田先生は、山内逸郎先生や藤原哲郎先生らが牽引した日本の新生児学を引き継ぐ世代のチャンピオンです。彼は私と同世代ですが、大学卒業とともにアメリカに渡り、米国小児科専門医、日本人初の米国新生児科専門医の資格を取っています。彼の新生児学における知識の幅広さは、『新生児学入門』(医学書院) という単行本を一人で執筆したことからもわかります。

また、新生児医療の倫理、乳幼児突然死症候群の研究などでも、わが国をリードする論客です。アメリカで最新の新生児学を学んで日本に帰った彼は、新生児関連学会にデビューするや、たちまち新進気鋭の新生児科医として頭角を現しました。山内逸郎という大家にも臆せず、議論を挑みました。

東京女子医大の周産期センターの教授として、超未熟児の驚異的な生存率を達成した成果を、アメリカの新生児関連学会で発表して、注目を浴びました。日本の新生児死亡率が世界最低で、超未熟児の生存率がトップなのは、仁志田先生と彼に続く日本の新生児科医の働きによるものです。

私は、仁志田先生と偶然にも、1970年代にシカゴで出会っています。仁志田先生は、シカゴ大学で新生児科のフェローをつとめ、私はマイケル・リース病院で小児科レジデントをしていた時です。私たち家族が、シカゴのダウンタウンにある日本の航空会社を訪ねた時、私たちをじっと見ている日本人らしき男がいました。私たちは言葉をかわすことはなかったのですが、不思議と印象に残る出会いでした。私が日本に帰国して、最初に出席した福岡の新生児未熟児研究会で、山内逸郎先生が私を研究会幹事に推薦して下さいました。ここで、とても意気盛んな若手医師に出会いました。懇親会で、それぞれの経験を話し合っている時に、シカゴでの出会いの相手だと気づきました。以後、沖縄新生児セミナーに彼を招待し、学会などでは夜の飲み会で頻繁に会うようになりました。

仁志田先生の近年の大きな仕事は、山梨県北杜市白州に建設中の「あおぞら共和国」です。これは、弟子の小口弘毅先生の発案した、障害児たちのキャンプ施設です。地元篤志家の寄贈した3,000坪の松林を切り開いて、ここに、宿泊棟、会議室、運動場などを建設する壮大な計画で、すでに、著名スポーツ選手などの支援を得て、共和国作りは順調に進んでいます。

新生児医療の現場を退いた仁志田先生は、新生児医療の影の部分、障害のある子どもたちの支援に、残りの人生をかけていたのです。

2022年11月29日、仁志田先生の突然の訃報に接しました。彼は、数日前の学会のシンポジウムの司会を元気にこなしたばかりだったので、新生児医療関係者は大きな衝撃を受けました。仁志田先生は、まだ80歳になったばかりで、これからなすべき多くのことが残っていたと思うと無念でなりません。個人的には、本書を彼に届けることができなかったのが、心残りです。

橋本 武夫

日本の新生児医療を草の根から支えた山内逸郎の愛弟子

橋本先生は、山内逸郎先生の一番弟子を自認するもう一人の新生児科のチャンピオンです。久留米の山下文雄教授門下生である橋本先生には、昭和50年代初め、久留米大学の小児科カンファレンスで、初めて出会いました。橋本先生は、アメリカの新生児医療視察の報告、私はシカゴでの小児科研修についての経験を語りました。橋本先生は当時、聖マリア病院の新生児センターを運営していたので、見学させてもらいました。それほど広くない新生児センターには、所狭しと保育器やコットが並んでいました。橋本先生は、開設時から「入院の依頼があれば断らない」を信条としており、いつも定床オーバーの状態でした。先生は私より一つ上の年齢ですが、すでに大家の風格を備えていました。

橋本先生とは、九州新生児研究会や全国学会で、頻回に会う間柄になりました。また、沖縄新生児セミナーに何度も来ていただき、先生から多くのことを学びました。山内逸郎先生の弟子である橋本先生は、日本母乳の会を率い、全国津々浦々を講演行脚しています。沖縄でも、新生児科医、助産師、保健師などに橋本先生の人気は絶大です。また、橋本先生はスポーツ万能で、特に中距離陸上選手として学生時代に活躍し、ゴルフの腕前もプロ級です。

橋本先生は、育児指導にも精力的で、彼の著書『赤ちゃん健康110番』(西日本新聞トップクリエ)は、1988年の発行以来33年間版を重ね、

20万部を記録する驚異的なロングセラーになっています。

橋本先生は新生児医療の第一線を離れても、障害児の療育に今後の人生をかけています。障害児の授産施設である「どんぐり村」は、あおぞら共和国に先立って建設された、子どもたちの楽園です。

現在、橋本先生は聖マリア学院大学客員教授、社会福祉法人若楠児童発達支援センター長としての職務を果たしつつ、全国各地を講演行脚するという多忙な日々を送っています。

福岡 秀興

日本のDOHaD研究のパイオニア

2005年頃だったと思いますが、沖縄で行われた福岡先生の講演会に参加してから、私は新しい学問の世界に導かれました。この講演会で、福岡先生はバーカー仮説について解説し、また、バーカーの著書『The Best Start in Life』の日本語版『胎内で成人病は始まっている』を紹介しました。この講演で、バーカーの疫学調査に用いた「1901~10年乳児死亡率マップ」と、「1968～78 年虚血性心疾患マップ」が重なるというスライドが私の脳裏から離れなくなりました。福岡先生の卓越したお話は、バーカー仮説の意味するところを聴衆にしっかり伝えました。私は、多くの未熟児や低体重児を診てきた経験から、母体の健康と子宮内環境の問題をある程度、理解しているつもりでした。未熟児の短期的な予後はよく見えますが、長期的な予後については、靄がかかったようであまり実態がわからぬままでした。これは小児科医の領域から遠く離れたことだと、自身を納得させていたためかもしれません。

福岡先生の講演を聞いて、私は、靄がかかった視界が晴れて、遠くのものが明瞭に見えるようになりました。やはりそうだったのかという部分と、全く新しい知見として衝撃を受ける部分も少なくありませんでした。私は福岡先生の語った「DOHaDは21世紀最大の医学学説」という言葉が、全く大袈裟ではなく、すんなりと受け入れられました。

2008年2月には、沖縄県立南部医療センター・こども医療センターの講演会に福岡先生をお招きしました。小児科医、産婦人科医、看護師ら、参加した聴衆は皆、大きな感銘を受けたと感想を語ってくれました。

福岡先生は、日本の赤ちゃんが、「The Best Start in Life」を獲得できるように、産婦人科医として警鐘を鳴らしてきました。私は、新生児科医・小児科医として、福岡先生の警鐘に激しく魂をゆさぶられ、「このことを知った以上、自分は医療従事者、一般市民にDOHaDを伝える使命がある」と決意しました。

福岡先生は、その後、日本DOHaD研究会・学会の設立に努め、先生を中心に、学会は着実に発展しています。新しい世代の研究者が増える中、福岡先生の存在感は益々大きなものになっています。

山城 雄一郎

小児消化器病学の第一人者にしてDOHaD学会の論客

山城先生は、私の高校の1年先輩でしたが、在学中は全く接点がなく、互いに、小児科医として学会活動をしているうちに、知り合いました。イギリスに留学（ウェールズ大学）し、日本の小児消化器病学、栄養学関連の第一人者で、国際学会では数々の要職に就いています。順天堂大学小児科教授として、学生、若手医師の教育活動にも熱心でした。さらに、日本小児科学会の副会長として、学会の運営発展に尽力しました。

私の勤務した沖縄県立中部病院の卒後研修に対する関心も高く、講演者として何度もお招きしました。中部病院のハワイ大学卒後研修プログラムで、アメリカから1～2週間単位のvisiting professor（招聘教授）を招く時、しばしば山城先生はその情報をかなり前からキャッチして、滞在スケジュールなどの問い合わせが私のところにありました。それは、visiting professorが、国際学会で山城先生とは旧知の間柄にあり、日本に来ることを山城先生に知らせていたからです。山城先生は1日、朝の講義に出席し、われわれとともにディスカッションに参加しました。また、夜は講師の歓迎会を医局で催すのが常ですが、山城先生も参加し、若い研修医たちとの会話を楽しんでいました。

中部病院では、年間10～12人の専門医をアメリカから招き、研修医の教育にあたってもらいます。具体的には、月曜日から金曜日まで毎朝7時30分からのモーニングレクチャーで、専門領域の講義、その後、研修医や小児科スタッフとともに病棟回診を行います。午後は、研修医が準備したケースプレゼンテーションに参加し、ディスカッションを行います。また、常時オフィスに待機して、いつでも研修医がコンサルテーションに来た時に対応します。ハワイ大学プログラムの招聘者は原則としてアメリカ人ですが、山城先生も1週間のvisiting professorとしてお招きしたことがあります。

私は日本DOHaD学会には第3回から参加し、山城先生の推薦で幹事にしてもらいました。また、山城先生が会長を務めた第7回学会では副会長として、教育講演「日本のDOHaD の原点は沖縄にある」を行いました。山城先生は、現在、日本DOHaD学会では顧問の一人ですが、最大の論客として学会の活性化に貢献しています。

Y. B. Talwalkar

沖縄県立中部病院ハワイ大学卒後医学研修プログラムの元ディレクター

タルウォーカー先生は、インドで生まれ、インドの医学校を卒業して、1966年、アメリカに渡り、ハーバード大学、ボストン小児病院で、小児腎臓学を研究した小児科医です。1971年にオレゴン大学の小児腎臓病チーフとなりました。この頃、アメリカの医学雑誌で、沖縄県立中部病院ハワイ大学卒後医学研修プログラムが小児科のコンサルタントを募集していることを知り、応募してきました。彼はプログラムの常勤コンサルタントとして1年間勤務し、アメリカに帰ったのですが、2年後、再び中部病院に戻って、10年以上にわたって研修医の教育に従事した医師です。最後の9年間は、プログラムディレクターとして、その発展に尽くしました。

また、タルウォーカー先生は、小児腎臓病だけでなく、小児科全般に広い知識を持ち、毎日、研修医向けの講義を行いました。出席者が一人でもいれば、予定通りの講義をしました。毎朝のモーニングカンファレンスや回診にも参加し、彼の適切なコメントは研修医やスタッフから絶大な信頼を受けました。1982年、彼が沖縄を去る時の送別会には、全国各地から彼を慕う研修医が多数集まり、彼の功績をたたえ、別れを惜しみました。

タルウォーカー先生がアメリカへ帰国してから、私は2度、オレゴンのポートランドに彼を訪ねました。最初は1993年、息子が大学生の頃、彼が生まれたシカゴを訪ねる途中でポートランドに立ち寄り、わが家とタルウォーカー家の全員が集合し、旧交を温めました。2度目は、2014年、バンクーバーの小児科カンファレンスに出席した帰りにポートランドに立ち寄り、一晩泊めてもらい、昔話を楽しみました。

翌2015年9月、次男のロンからタルウォーカー先生の訃報が届きました（享年77）。彼は、35年前に冠動脈バイパスの手術を受けましたが、最近心不全が進行していたようです。同年12月、私は「タルウォーカー先生を偲ぶ会」を那覇市で行いましたが、30人近い元研修医たちが出席しました。東京から駆けつけた小児科医もいたのは、彼がいかに多くの研修医たちに慕われた優れた教育者だったかを示すものです。

それから2年後、ロンが少年の時に暮らした沖縄に友人二人を伴って訪ねてきました。私は、ロンを中部病院に案内し、ハワイ大学事務所に飾られた歴代のプログラムディレクターの写真を見せました。穏やかな笑みを浮かべた30年前の父親の写真を見て、ロンは父親とともに充実した日々を送った沖縄の思い出に浸っていました。

近い将来、母親と家族をつれて中部病院へ来るのだと、ロンは力を込めて言いました。

そして、2022年12月、ロンは母親と家族を沖縄へ連れてくるという、かねてからの願望を実現しました。30年ぶりに沖縄を再訪したタルウォーカー夫人は、中部病院内のハワイ大学事務所に飾られた歴代プログラムディレクターの写真の中に笑みをたたえた夫の姿を見て、感激を新たにしていました。

おわりに

小児科医として半世紀以上のキャリアを積み、公職からリタイアした今、静かに自らの来し方を振り返っています。新生児医療を中心に小児医療全般に関わり、その間、多くの同僚、新生児仲間、各種医学会関係者、保健医療関係者と知り合ったのは、私の大きな財産となっています。わが国の新生児医療が世界のトップレベルにある現在、新生児医療に関わってきたのは私の大きな喜びであり、また誇りでもあります。

しかし、新生児の生存率が世界トップであり、また超未熟児の生存率が世界トップにあるということで私たちの仕事が評価されるのではありません。この子どもたちが成長し、生活習慣病のない健康な成人として、生命を全うできるか否かで、私たちの仕事の評価が定まると考えます。私の診た新生児・未熟児たちの多くは、今、30代から40代の働き盛りです。彼らの老年期が健康であるかどうか、私には見届けることができません。

これから生まれてくる子どもたちは、「胎児・赤ちゃんから始める生活習慣病の予防」を実践し、親の世代の人々より健康で、長寿を全うできることを願っています。

文献

第1章

1 | Cooper C. David Barker Obituary: Epidemiologist who proposed the idea that common chronic diseases result from poor nutrition in the womb. The Guardian, 2013. 9. 11

2 | Barker M, et al. David James Purslove Barker. 29 June 1938-27 August 2013. Biological Memoirs of Fellows of the Royal Society. 2019; 67:29-57
https://doi.org/10.1098/rsbm.2019. 0021

3 | Barker DJP, et al. Effect of testosterone on oestrogen-induced bone formation in mice. Nature 1962; 194: 1088-1089

4 | Barker DJP, et al. Infant mortality, childhood nutrition and ischaemic heart disease in England and Wales. Lancet 1986; 1: 1077-1081

5 | Barker DJP, et al. Weight in infancy and death from ischaemic heart disease. Lancet 1989; 577-580

6 | Barker DJP. Maternal nutrition, fetal nutrition, and disease in later life. Nutrition 1997; 13: 807-813

7 | Ravelli GP, et al. Obesity in young men after famine exposure in utero and early infancy. N Engl J Med 1976; 295: 349-353.

8 | Leon DA et al. Reduced fetal growth rate and increased risk of death from ischaemic heart disease : cohort study of 15000 Swedish men and women born 1915-29. BMJ 1998; 317: 241-245

9 | Rich-Edwards JW, et al. Birthweight and risk of cardiovascular disease in a cohort of women followed up since 1976. BMJ 1997; 315: 396-400

10 | 久保田健夫，他「エピジェネティクスとDOHaD」板橋家頭夫，他『DOHaDその基礎と臨床』金原出版，2008, p83-89

11 | デイヴィッド・バーカー著　藤井留美訳, 福岡秀興監修『胎内で成人病は始まっている』ソニーマガジンズ, 2005

12 | Masaki Kamakura. Royalactin induces queen differentiation in honey bees. Nature 2011; 473: 478-483

13 | ジェイミー・A・デイヴィス著 橘明美訳『人体はこうして作られる ひとつの細胞から始まったわたしたち』紀伊國屋書店，2018

14 | Paneth N. et al. Editorials. Early origin of coronary heart disease (the "Barker hypothesis") BMJ 1995; 310: 411-412

15 | Strachan DP, et al. Mortality from cardiovascular disease among interregional migrants in England and Wales. BMJ 1995; 310: 423-427.

16 | Christensen K. et al. Mortality among twins after age 6: fetal origins hypothesis versus twin method. BMJ 1995; 310: 432-436.

17 | Lucas A. Programming by early nutrition: An experimental approach. J Nutr 1998; 128 (suppl 2): 401S-406S

18 | Lucas A, et al. Fetal origins of adult disease- the hypothesis revisited. BMJ 1999; 319: 245-249

19 | Singhal A, et al. Early origins of cardiovascular disease: is there a unifying hypothesis? Lancet 2004; 363: 1642-1645.

20 | Eriksson JG, et al. Early growth and coronary heart disease in later life: longitudinal study. BMJ 2001; 322: 949-953

21 | Barker DJP, et al. Fetal origins of adult disease : strength of effects and biological basis. IJE 2002; 31: 1235-1239

22 | Stein CE, et al. Fetal growth and coronary heart disease in south India. Lancet 1996; 348: 1269-1273

23 | Roseboom TJ, et al. Effects of prenatal exposure to the Dutch famine on adult disease in later life: an overview. Molecular and Cellular Endocrinology. 2001; 185: 93-98

24 | Roseboom T, et al. The Dutch famine and its long-term consequences for adult health. Early Hum Dev 2006; 82: 485-491

第2章

1 | Hales CN and Barker DJP. Type 2 (non-insulin-dependent) diabetes mellitus: the thrifty phenotype hypothesis. Diabetologia 1992; 35: 595-601

2 | Hales CN, Barker DJP. The thrifty phenotype hypothesis: Type 2 diabetes. Br Med Bull 2001; 60: 5-20

3 | Neel JV. Diabetes mellitus : A "thrifty" genotype rendered detrimental by "progress" ? Am J Hum Genet 1962; 14: 353-362

4 | Eriksson JG, et al. Early growth and coronary heart disease in later life: longitudinal study. BMJ 2001; 322: 949-953

5 | Barker DJP, et al. Fetal origins of adult disease: strength of effects and biological basis. IJE 2002; 31: 1235-1239

6 | Gluckman PD and Hanson MA. Living with the Past: Evolution, Development, and Patterns of Disease. Science 2004; 305: 1733-1736

7 | Gluckman PD et al. Early life events and their consequences for later disease: a life history and evolutionary perspective. Am J Hum Biol 2007; 19: 1-19

8 | Gluckman PD, et al. Effect of in utero and early-life conditions on adult health and disease. N Engl J Med 2008; 359: 61-73

9 | Gluckman PD, et al. A conceptual framework for the developmental origins of health and disease. JDOHaD 2009 doi: 10.1017/S2040174409990171

10 | Kermack WO, et al. Death rates in Great Britain and Sweden. Some general regularities and their significance. Lancet. 1934; 698-703

11 | Aerts L, et al. Is gestational diabetes an acquired condition? J Dev Physiol. 1979; 1: 219-225

12 | Forsdahl A. Are poor living conditions in childhood and adolescence an important risk factor for arteriosclerotic heart disease? Br J Prevent Soc Med. 1977; 31: 91-95

13 | Notkola V, et al. Socio-economic conditions in childhood and mortality and morbidity caused by coronary heart disease in adulthood in rural Finland. Soc Sci Med 1985; 21: 517-523

14 | Gennser G, et al. Low birth weight and risk of high blood pressure in adulthood . BMJ (Clin Res Ed) 1988; 296: 1498-1500

15 | Chavatte-Palmer P, et al. Diet before and during pregnancy and offspring health : The importance of animal models and what can be learned from them. Int J Environ Res Public Health 2016; 13: 586

16 | 中尾光善『驚異のエピジェネティクス』羊土社，2014，p31

17 | 久保田健夫「エピジェネティクスとDOHaD」板橋家頭夫，他『DOHaD その基礎と臨床』金原出版，2008，p83-89

18 | 鵜木元香，他『もっとよくわかる！エピジェネティクス』羊土社，2020，p12–17

19 | 井村裕夫編『医と人間』岩波書店，2015，p92-109

20 | Gillman MW, et al. Special Article: Meeting Report on the 3rd International Congress on Developmental Origins of Health and Disease (DOHaD) Pediatr Res 2007; 61: 625-629

第3章

1 | 安次嶺馨『良医の水脈　沖縄県立中部病院の群像』ボーダーインク，2016

2 | 山内逸郎『未熟児』岩波書店，1992

3| Singhal A, et al. Early nutrition in preterm infants and later blood pressure: two cohorts after randomised trials. Lancet 2001; 357: 413-419

4| Singhal A, et al. Early nutrition and leptin concentrations in later life. Am J Clin Nutr 2002; 75: 993-999

5| Singhal A, et al. Low nutrient intake and early growth for later insulin resistance in adolescents born preterm. Lancet 2003; 361: 1089-1097

6| Singhal A, et al. Breastmilk feeding and lipoprotein profile in adolescents born preterm: follow-up of a prospective randomised study. Lancet 2004; 363:1571-1578

7| 板橋家頭夫「母乳栄養と生活習慣病」『周産期医学』2008; 38: 1285-1290

8| 山城雄一郎, 他「腸内細菌と小児期の健康および疾患感受性 ―帝王切開は児の将来の健康に影響を及ぼす?―」『小児科臨床』2015;68:343-354

9| デイヴィッド・バーカー著　藤井留美訳 福岡秀興監修『胎内で成人病は始まっている』ソニーマガジンズ, 2005

10| 安次嶺馨『 赤ちゃんから始める生活習慣病の予防』ニライ社, 2007

11| 加治正行「妊婦の受動喫煙と胎児への影響」『小児科』2003; 44: 111-118

12| 安次嶺馨「胎児期から始める生活習慣病の予防 ～ライフサイクルから見た禁煙活動～」『日本小児禁煙研究会雑誌』2015; 5: 102-106

13| Bernstein IM, et al. Maternal smoking and its association with birth weight. Obstet Gynecol 2005; 106: 986-991

14| 鈴木孝太, 他「妊娠中の喫煙が児の体格の変化に与える影響:母親の年齢別マルチレベル解析」『日本小児禁煙研究会雑誌』2014; 4: 114-120

15| 安次嶺馨「DOHaD学説と童(わらび)どう宝(たから)」『小児歯科臨床』2020;25:45-54.

16| 我喜屋優『逆境を生き抜く力』WAVE出版, 2011

17| 安次嶺馨「なぜ小児科医はDOHaDを学ばなければならないか～童どう宝の思想～（特別講演）」第100回沖縄小児科学会, 2021 3. 14

18| 安次嶺馨「日本のDOHaD の原点は沖縄にある（教育講演）」第7回日本 DOHaD学会学術集会, 2018 8.17

第4章

1| Vaiserman AM: Early-life nutritional programming of type 2 diabetes: Experimental and quasi-experimental evidence. Nutrients 2017; 9: 236

2| Roseboom TJ, et al. Effects of prenatal exposure to the Dutch famine on adult disease in later life: an overview. Molecular and Cellular Endocrinology. 2001; 185: 93-98

3| Smith CA. Effects of maternal undernutrition upon the newborn infant in Holland (1944-1945) J Pediatr 1947; 30: 229-243

4| Ravelli GP, et al. Obesity in young men after famine exposure in utero and early infancy. N Engl J Med 1976; 295: 349-353.

5| Roseboom T, et al. The Dutch famine and its long-term consequences for adult health. Early Hum Dev 2006; 82: 485-491

6| Bleker LS, et al. Cohort profile: the Dutch famine birth cohort (DFBC)- a prospective birth cohort study in the Netherlands. BMJ Open 2021: 11: e042078

7| Susser E, et al. Neurodevelopmental disorders after prenatal famine. The story of the Dutch famine study. Am J Epidemiol 1998; 147: 213-216.

8 | Susser E, et al. Schizophrenia after prenatal exposure to the Dutch Hunger Winter of 1944-1945.
Arch Gen Psychiatry 1992; 49: 983-988

9 | Hoek HW, et al. The Dutch famine and schizophrenia spectrum disorders. Soc Psychiatr Epidemiol 1998; 33: 373-379

10 | Neugebauer R, et al. Prenatal exposure to wartime famine and development of antisocial personality disorder in early adulthood.
JAMA 1999; 282: 455-462

11 | Brown AS, et al. Further evidence of relation between prenatal famine and major affective disorder. Am J Psychiatry 2000; 157: 190-195

12 | Lumey LH, et al. Association between type 2 diabetes and prenatal exposure to the Ukraine famine of 1932-33: a retrospective cohort study.
Lancet Diabetes Endocrinol 2015; 3: 787-794.

13 | Li Y, et al. Exposure to the Chinese famine in early life and the risk of hyperglycemia and type 2 diabetes in adulthood.
Diabetes 2010; 59: 2400-2406

14 | Sparen P, et al. Long term mortality after severe starvation during the siege of Leningrad : prospective cohort study. BMJ 2004; 328: 11

15 | Koupil I, et al. Blood pressure, hypertension and mortality from circulatory disease in men and women who survived the siege of Leningrad. Eur J Epidemiol 2007; 22: 223-234

16 | Hult M, et al. Hypertension, diabetes and overweight: looming legacies of the Biafran famine. Plos ONE 2010; 5, e13582

第5章

1｜ 尚弘子『暮らしの中の栄養学　沖縄型食生活と長寿』
ボーダーインク，2008

2｜ 徳元佳代子，他『からだにやさしい　おきなわ島やさい』
ボーダーインク，2016

3｜ 鈴木信『データでみる百歳の科学』大修館書店，2000

4｜ 沖縄タイムス「長寿」取材班編『沖縄が長寿でなくなる日』
岩波書店，2004

5｜ 等々力英美「沖縄の異文化接触による食変化と長寿性」『老年歯科医学』
2007; 21: 373-378

6｜ 藤原辰史『給食の歴史』岩波書店，2018

7｜ 安次嶺馨「DOHaDの疫学　沖縄県の過去と現状」『小児科診療』
2018; 67: 1317–1321

8｜ 桑江なおみ「沖縄県における性・年齢・死因別死亡率の推移
―1973年から2009年における沖縄県と全国の比較―」
『沖縄県衛生環境研究報』 2010; 44: 71-82

第6章

1｜ ルース・ドフリース著，小川敏子訳
『食糧と人類　飢餓を克服した大増産の文明史』
日本経済新聞出版社 2021

2｜ 白木沢旭児「戦後食糧輸入の定着と食生活改善」『農業史研究』
2002; 36: 10-20

3｜ 藤原辰史『給食の歴史』岩波書店，2018

4｜ 黒住紗織, 他『やせれば本当に幸せになれるの？ シンデレラ体重が危ない』日経BP, 2021

5｜ Kubota K, et al. Changes of maternal dietary intake, bodyweight and fetal growth throughout pregnancy in pregnant Japanese women. J Obstet Gynaecol Res. 2013; 39: 1383-1390

6｜ 中村正雄「妊娠中毒症の栄養管理指針」『日本産科婦人科学会雑誌』1999 51: N507-510

7｜ 佐田文宏「DOHaDの視点に立った生涯にわたるヘルスケア」『小児保健研究』2014; 73: 769-775

8｜ Morisaki N, et al. Ecological analysis of secular trends in low birth weight births and adult height in Japan. J epidemiol Community Health 2017; 71: 1014-1018

9｜ Gluckman PD, et al. Low birthweight and subsequent obesity in Japan. Lancet 2007; 369: 1081-1082

10｜ 金山尚裕「1997年日本産科婦人科学会周産期員会による「妊娠中毒症の栄養管理指針」I）の推奨の停止について」『日本産婦人科学会雑誌』2019; 71: 1248

第7章

1｜ デイヴィッド・バーカー著 藤井留美訳, 福岡秀興監修『胎内で成人病は始まっている』ソニーマガジンズ, 2005

2｜ Gluckman PG and Hanson MA. Living with the past: Evolution, Development, and patterns of disease. Science, 2004; 305: 1733–1736

3｜ 井村裕夫編『日本の未来を拓く医療―治療医学から先制医療へ』診断と治療社, 2012

4 | 井村裕夫編『医と人間』岩波書店，2015

5 | 福岡秀興「胎内低栄養環境が惹起するエピゲノム変化と
早期介入による疾病リスク低下」『日本衛生学雑誌』2014; 69: 82-85

6 | Godfrey KM, et al. Epigenetic gene promoter methylation at birth is
associated with child's later adiposity. Diabetes, 2011;60:1528-1534

7 | 久保田健夫「DOHaDの生物学的基盤としてのエピジェネティクス」
『独立行政法人科学技術振興機構研究開発戦略センター
科学技術未来戦略ワークショップ報告書 胎児期
～乳幼児期（小児期含む）に着目した先制医療の精緻化』2014，p63-72

8 | シャロン・モアレム，他著　矢野真千子訳
『迷惑な進化　病気の遺伝子はどこからきたのか』NHK出版，2007

9 | シャロン・モアレム著　中里京子訳
『遺伝子は、変えられる。
―あなたの人生を根本から変えるエピジェネティクスの真実』
ダイヤモンド社，2017

| **著者紹介** |

安次嶺 馨（あしみね かおる）

1967年　鳥取大学医学部卒業
1971～74年　マイケル・リース病院小児科レジデント
1987年　ハワイ大学医学部小児科臨床教授
2003年　沖縄県立中部病院院長
2006年　沖縄県立南部医療センター・こども医療センター院長
2011～20年　沖縄県立中部病院ハワイ大学卒後医学臨床研修事業団ディレクター

所属学会・団体

日本新生児成育医学会名誉会員、日本小児救急医学会名誉会員、
日本DOHaD学会顧問、国際DOHaD学会会員、米国小児科専門医、琉球交響楽団理事

著書

『太平洋を渡った医師達　13人の北米留学記』（編著）医学書院，2003
『小児科レジデントマニュアル第4版』（編著）医学書院，2021
その他多数

DOHaD学説で学ぶ
胎児・赤ちゃんから始める
生活習慣病の予防

2023年5月31日　第1刷発行

著　者　　安次嶺馨
発行人　　久保田貴幸

発行元　　株式会社 幻冬舎メディアコンサルティング
〒151-0051　東京都渋谷区千駄ヶ谷4-9-7
電話　03-5411-6440（編集）

発売元　　株式会社 幻冬舎
〒151-0051　東京都渋谷区千駄ヶ谷4-9-7
電話　03-5411-6222（営業）

印刷・製本　中央精版印刷株式会社

装　丁　　田口美希

検印廃止

Printed in Japan
ISBN 978-4-344-94266-0　C0095
幻冬舎メディアコンサルティングＨＰ
https://www.gentosha-mc.com/